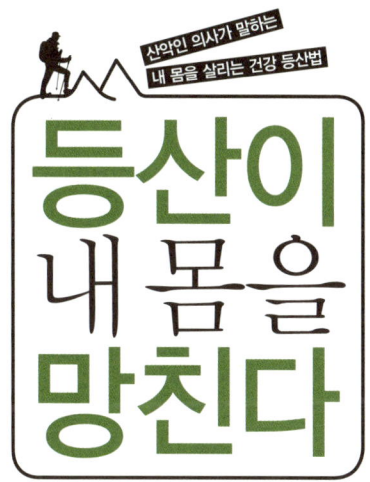

등산이
내 몸을
망친다

펴낸날 초판 1쇄 2011년 4월 1일 | 초판 9쇄 2019년 11월 15일

지은이 정덕환 안재용 윤현구

펴낸이 임호준
본부장 김소중
편집 고영아 이한결 이상미 현유민
디자인 김효숙 정윤경 | **마케팅** 정영주 길보민 김혜민
경영지원 나은혜 박석호 | **IT 운영팀** 표형원 이용직 김준홍 권지선

기획 윤세미 | **일러스트** 김희경

펴낸곳 비타북스 | **발행처** (주)헬스조선 | **출판등록** 제2-4324호 2006년 1월 12일
주소 서울특별시 중구 태평로1가 61 | **전화** (02) 724-7632 | **팩스** (02) 722-9339
포스트 post.naver.com/vita_books | **블로그** blog.naver.com/vita_books | **인스타그램** @vitabooks_official

ⓒ 정덕환 안재용 윤현구, 2011

이 책은 저작권법에 따라 보호를 받는 저작물이므로 무단 전재와 무단 복제를 금지하며,
이 책 내용의 전부 또는 일부를 이용하려면 반드시 저작권자와 (주)헬스조선의 서면 동의를 받아야 합니다.
책값은 뒤표지에 있습니다. 잘못된 책은 바꾸어 드립니다.

ISBN 978-89-93357-50-9 13690

- 비타북스는 독자 여러분의 책에 대한 아이디어와 원고 투고를 기다리고 있습니다.
  책 출간을 원하시는 분은 이메일 vbook@chosun.com으로 간단한 개요와 취지, 연락처 등을 보내주세요.

비타북스 는 건강한 몸과 아름다운 삶을 생각하는 (주)헬스조선의 출판 브랜드입니다.

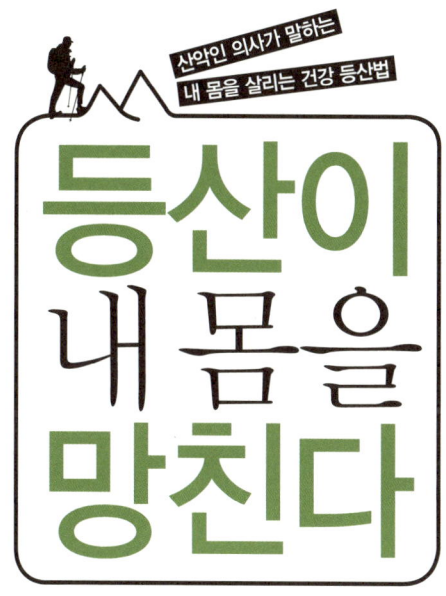

등산이 내 몸을 망친다

산악인 의사가 말하는
내 몸을 살리는 건강 등산법

정덕환 · 안재용 · 윤현구 지음

비타북스

Prologue

건강을 선물하기도, 빼앗기도 하는 산
산은 당신에게 어떤 의미입니까?

우리 셋의 인연은 경희대학교 산악부 시절로 거슬러 올라간다. 산을 좋아한다는 공통점으로 우리는 도봉산에 가서 도시락 까먹는 게 일이었다. 그렇게 이산 저산을 찾아다니며 야영을 즐기다보니 친형제보다 친해졌고, 함께 산에 다닌 지도 벌써 40년이 훌쩍 지났지만 여전히 산에 대한 의미는 새롭다.

산은 두 얼굴을 지니고 있다. 올바른 방법으로 등산을 하는 사람에게는 돈으로도 살 수 없는 건강을 선물한다. 하지만 철저한 준비를 하지 않은 사람에게는 사고와 부상을 주고, 심지어는 목숨까지 앗아가기도 한다.

처음 등산을 시작할 때만 해도 등산은 전문가들만의 운동이었다. 하지만 지금은 대한민국의 10명 중 4명이 등산을 한다는 보고가 있을 정도로 등산에 대한 관심이 높아졌다. 다른 운동보다 경제적이고 효율적인 등산의 진가가 발휘되는 순간이 바로 지금인 것이다.

하지만 산을 많이 다니다보니 산에서 만나게 된 사람들의 잘못된 등산법과 위험천만한 행동을 자주 보게 되었다. 또한 순간의 방심으로 죽음까지 맞이한 고인들의 부고도 숱하게 들었다. 병원을 찾아오는 환자들 또한 등산을 하다가 다치고 몸이 망가져 오는 사람이 태반이었다. 생각보다 많은 사람들이 건강을 위해 찾은 산에서 오히려 건강을 잃고 돌아오는 게 현실이다.

올바른 방법으로 등산을 하다보면 건강은 절로 찾아온다. 하지만 등산에 대한 별다른 지식과 준비 없이 산에 갔다가 건강을 해치는 것은 참으로 안타까운 일이다. 그런 생각을 하던 중 출간 제의를 받았고, 산악인으로서 또한 의사로서 직접 경험한 바와 의학적인 지식을 나누고자 책을 집필하게 되었다.

1장에서는 모르고 한 등산이 몸에 미칠 수 있는 악영향에 대해 다뤘다. 2장에서는 잘못 알고 있는 등산 상식을 바로잡았다. 3장에서는 건강한 등산법에 대해 보다 자세한 이야기를 담았다. 4장에서는 등산 인구의 대부분을 차지하는 시니어들이 자신의 몸 상태에 맞게 등산을 할 수 있는 방법을, 5장에서는 계절에 따라 산에 갈 때 철저히 준비할 수 있는 방법을 소개했다. 6장에서는 등산 도구를 올바르게 사용하는 방법과 산에 챙겨가야 할 아이템을 소개했다. 7장에서는 등산 전후에 할 수 있는 간단한 스트레칭, 등산 중 사고에 대치할 수 있는 응급 처치법을 자세히 다뤘다.

이 책은 잘못된 등산법으로 건강을 해치는 사람들을 위한 책이다. 등산에 대해 잘 안다고 자부하는 베테랑 산악인들도 충분히 새로운 정보를 얻을 수 있을 것이다. 부디 건강한 등산법으로 '내 몸을 망치는' 일이 없었으면 하는 진심이 독자 여러분께 전해지길 바란다.

2011년 4월, 또다시 산의 새로운 의미를 찾아서
정덕환 안재용 윤현구

Contents

Prologue __ 004

Chapter 01
모르고 하는 등산이 내 몸을 망친다

산에 오르면 무조건 건강해진다? __ 012
방심한 등산이 심장을 위협한다 __ 017
무리한 등산은 관절을 망친다 __ 022
통증은 몸이 보내는 위험 신호이다 __ 028
오래 걷는 것과 잘 걷는 것은 다르다 __ 032
내 목을 조여오는 안전 불감증 __ 036
등산 장비, 잘못 사용하면 독이다 __ 041
지금 당신의 허리가 위험하다 __ 046

Chapter 02
잘못된 등산 상식이 내 몸을 망친다

등산 중에는 물을 마시면 안 된다? __ 052
내리막길이 편하다? __ 056
술은 산행의 윤활유다? __ 059
낮은 산은 쉽다? __ 062
등산을 많이 하면 다리만 굵어진다? __ 065
등산은 만만한 운동이다? __ 068
맨발로 걷기, 뒤로 걷기는 건강에 좋다? __ 071
아픈 관절과 허리 통증, 등산으로 고친다? __ 074

건강한 등산이 내 몸을 살린다

의사들이 등산을 추천하는 이유 __ 080
순환기 질환에 좋다 | 내분비 질환에 좋다 | 골·근육 질환에 좋다 | 소화기 질환에 좋다
호흡기·감염·알레르기 질환에 좋다 | 류마티스 질환에 좋다 | 신장 질환에 좋다
혈액 종양 질환에 좋다 | 면역력에 좋다 | 정신 건강에 좋다 | 다이어트에 좋다 | 피부 건강에 좋다
건강한 등산은 평소 체력 관리에 달려 있다 __ 087
먹는 것에 따라 등산의 질이 좌우된다 __ 090
배고프기 전에 먹는다 | 두 시간에 한 번 정도로 조금씩 자주 먹는다 | 고탄수화물 식사를 한다
아침 식사를 거르지 않는다 | 염분을 챙긴다 | 비타민제는 장기 등반에서만 섭취한다
등산의 피곤함을 줄이는 호흡법 __ 096
체력 소모를 줄이는 효율적인 보행법 __ 099
레스트 스텝(Rest Step) | 경제적인 바른 보행법
오르는 것보다 준비가 더 중요하다 __ 104
잘못된 산행으로 건강을 망치지 않도록 __ 107

내 몸이 원하는 맞춤형 시니어 등산

노화가 두렵지 않은 웰에이징, 등산이 제격이다 __ 114
중·노년의 몸, 어떻게 등산할까? __ 118
고혈압, 심장 질환 __ 122
관절염 __ 127
당뇨병 __ 130
호흡기 질환 __ 134
골다공증 __ 138
돌연사의 주범, 심장 마비를 경계하라 __ 141
이상한 걸음걸이부터 고쳐라 __ 144
제2의 심장, 발 건강을 지키자 __ 147

Chapter 05
계절에 따라 등산법도 다르다

날씨 풀려도 방심은 금물, 봄 __ 152
해빙기의 산은 위험이 도사리고 있다 | 저체온증에 대비하는 옷차림
호흡기와 눈을 위협하는 황사와 꽃가루 | 따스한 봄볕, 피부엔 독

예측할 수 없는 기후와 강렬한 자외선, 여름 __ 159
안전을 장담할 수 없는 우중 산행과 계곡 산행 | 생명을 위협하는 벼락 | 태풍 속 등산은 금물
열 탈진과 열사병 | 높이 올라갈수록 강해지는 자외선 | 조난의 위험이 있는 야간 산행

단풍으로 물든 산이 보내는 적신호, 가을 __ 170
특히 주의해야 할 온도 변화 | 산 전체를 태우는 작은 불씨
기승을 부리는 가을철 발열성 질환 | 활개를 치는 뱀, 멧돼지, 벌

아름다운 설경 속 도사리는 위험, 겨울 __ 178
아름다운 만큼 위험한 겨울 산, 준비가 최선 | 추위를 막아주는 기능성 의류
미끄러지기 쉬운 언 눈길 | 등산로가 눈에 덮였을 때 | 저체온증과 동상 | 눈사태에 대처하는 자세
눈(雪)에 눈(眼)을 다치지 않도록 | 탈수를 예방하는 따뜻한 음료

Chapter 06
건강하게 이용하는 등산 도구

배낭에 꼭 챙겨야 하는 8가지 __ 190
인식표 | 여분의 의류 | 모자, 선글라스, 자외선 차단제 | 물, 비상식량
응급 처치 도구 | 헤드 랜턴 | 통신 수단 | 지도 및 나침반

목적에 맞게 고르는 등산화 __ 195

체온을 지켜주는 등산복 __ 199

체형에 맞게 고르는 배낭 __ 203

안전하게 즐기는 비박, 텐트 · 침낭 __ 206

제대로 잡고 딛는 스틱 __ 210
사용할까? 말까? | 무엇보다 안전이 우선 | 바른 자세를 익혀야

추위와 광노화를 막아주는 모자 · 선글라스 __ 217

체온 유지에 필수인 장갑 · 양말 __ 219

우천 시 유용한 발수 · 방수 스프레이 __ 221

조난 시 신호 보내기 __ 222

반드시 가지고 다녀야 할 응급 처치 물품 __ 224

Chapter 07
안전한 등산을 책임지는 스트레칭 & 응급 처치

스트레칭은 꼭 해야 할까? __ 228
등산 전후 반드시 해야 할 스트레칭 __ 231
　손·팔 스트레칭 | 어깨 스트레칭 | 가슴·등 스트레칭 | 목 스트레칭
　허리 스트레칭 | 허벅지 스트레칭 | 종아리·발목 스트레칭
뭉친 근육 풀기 __ 239
　뭉친 어깨 근육 풀기 | 뭉친 다리 근육 풀기
허리 근육 강화시키기 __ 242
구조 요청서를 작성하자 __ 244
응급 처치법을 익히자 __ 247
심정지로 쓰러졌을 때 __ 250
발목, 손목이 삐었을 때 __ 254
쥐가 났을 때 __ 256
출혈이 있을 때 __ 258
골절됐을 때 __ 263
어깨가 빠졌을 때 __ 265
찰과상을 입었을 때 __ 266
경련이 일어났을 때 __ 267
화상을 입거나 벼락을 맞았을 때 __ 269
뙤약볕에 피부가 그을리고 건조해졌을 때 __ 271

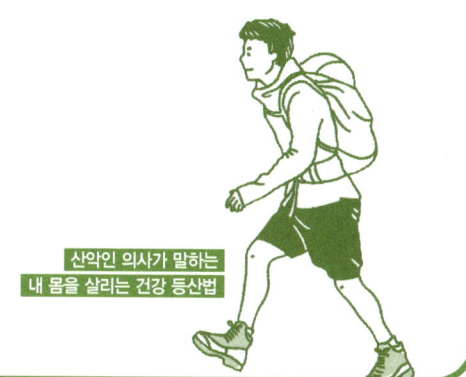

산악인 의사가 말하는
내 몸을 살리는 건강 등산법

Chapter 01

모르고 하는 등산이
내 몸을 망친다

대자연의 품에서 심신의 건강을 도모하는 등산.
자신의 몸 상태를 제대로 파악하지 못한 채 누구나 쉽게 즐길 수 있는 것이
등산이라고 생각한다면 큰 오산이다. 등산, 잘 모르고 하면 병이 되기 쉽다.

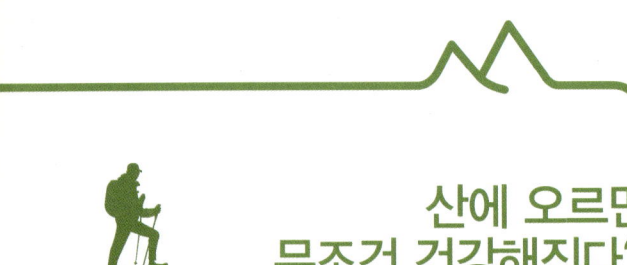

산에 오르면 무조건 건강해진다?

외과 의사의 외길을 걷다가 얼마 전 정년 퇴임한 J선배는 친구들과 함께 등산을 시작했다며 등산의 재미를 신나게 얘기했다. 두주불사의 강철 체력이었던 선배는 회갑 즈음에 건강에 적색 경보기가 울렸다. 대장암 초기로 밝혀졌던 것이다. 타고난 좋은 몸, 그만큼 써먹었으니 이젠 좀 살살 달래가면서 보살피라는 신의 메시지라고 말하며 수술실에 들어간 선배의 수술은 성공적이었다.

회복기의 건강 관리법으로 선배가 선택한 것이 바로 등산이었다. 왜 등산이냐고 묻자 선배는 "꿩 먹고 알 먹으면서 두 마리 토끼를 잡아먹을 수 있으니 영양 만점!"이라며 특유의 낙천적인 유머를 발휘했다. 말하자면 일석사조쯤 된다는 얘기인데 의학적으로 보았을 때 맞는 말이 아닐 수 없다. 등산은 심장과 폐의 기능을 좋게 하고 관절의 유연성과 근력을 향상시킬 뿐 아니라 정신 건강에 도움을 준다.

등산 인구가 부쩍 늘었다. 최근 산림청이 19세 이상 국민 3,700만 명을 대상으로 조사한 결과 월 1회 이상 등산하는 인구는 1,500만 명에 육박했다. 1991년 11.7%에 불과하던 등산 인구가 2006년에는 39.7%, 2010년에는 40.6%로 꾸준히 증가하고 있다. 국민 생활 수준의 향상과 주 5일 근무, 건강한 삶의 추구, 평균 수명의 증가 등에 따라 여가를 활용하는 데 등산이 주가를 올리고 있는 것이다. 이렇듯 오늘날 등산은 단순한 운동이 아닌 국민 여가 활동으로 자리매김하고 있다.

우리나라 국민이 등산에 매료된 데에는 환경적인 영향도 적지 않다. 해외의 5,000m 이상 고산이 자아내는 만년설의 웅장함도 있으나 국토의 70%를 차지하는 우리나라의 산은 계곡과 바위의 조화로운 어울림, 뚜렷한 사계절에 따른 다채로운 변화 등이 아름다움을 자아내고 있어서 다른 어느 나라에 비교해도 떨어지지 않는다. 이런 아름다운 자연을 접함으로써 건강해지고 마음이 정화될 수 있는 것은 우리만이 누릴 수 있는 혜택일 것이다. 광화문 한복판에서도 시야를 넓혀 보면 남산, 북한산, 도봉산 등의 산세를 살필 수 있다. 우리나라를 찾는 외국인 관광객들은 도시 한가운데 북한산처럼 빼어난 산이 있다는 것에 놀란다. 지역마다 개성 있는 산들이 즐비한 나라에서 나고 자랐으니 자연스레 사람들의 발길이 산으로 향하는 것이다.

많은 사람들이 등산을 시작한 지 얼마 되지 않아서 주변 사람들에게 몸이 좋아졌다는 말을 듣곤 한다. 그렇다면, 산에 오르면 무조건 건강해질까? 이 물음에 대한 답변은 소크라테스가 남긴 유명한 말로 갈음하고자 한다. 곧 "너 자신을 알라"는 것이다. 자신의 몸 상태를 제대로 파악하지 못한 채 친구 따라 강남 가는 식이거나 등산이 몸에 좋더라는 '카더라 통신'에 솔깃하면 안 된다.

그런데 유감스럽게도 이런 사람이 적지 않은 것으로 보인다. 소방 방재청 통계를 보면 2008년 구조 활동 실적 중 산악 사고 건수는 6,870명으로 전년 대비 26.7%가 증가했다. 이는 사고종별 평균 증가율 9.1%보다 3배 이상 웃도는 것으로 등산 인구 증가만큼 산악 사고도 크게 증가하고 있음을 실증하고 있다. 타박상이나 골절상이면 그나마 다행이지만 산악 사고 중에는 목숨을 잃는 안타까운 일도 적지 않다. 국립 공원 관리 공단에 따르면 지난 3년(2008~2010)간 국립 공원에서 발생한 사망 사고 96건을 분석한 결과 심장 돌연사는 41.6%, 추락사는 29.1% 등으로 나타났다.

모든 운동과 마찬가지로 등산 역시 득과 실이 있다. 심폐 기능 및 골·근력계에 등산이 긍정적인 효과를 준다는 것은 맞다. 또한, 대사성 증후군의 지표인 체중, 체지방, 허리 둘레, 휴식 시 혈압, 콜레스테롤, 혈당, 혈전에 좋은 효과를 준다는 보고도 입증된 바 있다. 하지만 급성 심장 마비사 등 상대적으로 사망률이 높고, 어쩔 수 없이 관절에 부담을 주게 된다. 오른쪽의 표를 보면 산에서 겪을 수 있는 위험 요소

들이 생각보다 많다는 것을 실감하게 된다. 체내 수분이 부족해서 일어나는 탈수부터, 여름철에 걸리기 쉬운 탈진과 열사병, 상대적으로 기온이 낮은 산에서 눈과 비로 인해 자주 발생하는 저체온증, 자외선으로 인한 화상과 설맹, 높은 산에 올랐을 때 발생하는 급성 고산병, 여름철 갑작스런 천재지변으로 목숨을 잃을 확률이 높은 벼락, 그밖의 곤충에 쏘이거나 뱀에 물리는 증상까지……. 이처럼 산에는 여러 가지 위험이 도사리고 있다. 긍정적인 면을 얻고 위험 요소와 부정적인 측면을 피하면서 등산을 지속하기 위해서는 평소 체력 관리, 갖고 있는 질환 관리 및 등산에 대한 최소한의 지식을 알고 실천하는 자세가 중요하다.

환경 요소	전신 반응	국소 반응
탈수	-	-
열	탈진, 열사병	열경련
추위	저체온증	동상, 참호족
자외선	-	화상, 설맹
고소	급성 고산병, 고소 폐부종, 고소 뇌부종	두 · 경부 손상
벼락	심폐 정지, 쇼크, 혼수	화상, 눈 및 귀 손상, 신경 손상
뱀	쏘임에 의한 알레르기 반응 진드기에 의한 질환	국소 통증 및 부종
곤충	전신적 독소에 의한 반응	국소적 조직 손상

▶산에서 발생 가능한 위험 요소 및 질환

건강을 위한 등산은 등산을 운동의 수단으로 삼아 등산만 하는 것이 아니라 등산을 하기 위하여 운동을 하고 등산을 하면서 운동의 효과를 배가시키는 것이다. 등산은 훌륭한 유산소 운동이지만 무턱대고 하는 '묻지마 등산'은 당신의 하나뿐인 생명을 위협할 수도 있다.

제대로 알고 등산하기

- 등산은 심장과 폐의 기능을 좋게 하고 관절의 유연성과 근력을 향상시키며 정신 건강에도 좋다.
- 등산은 타박상, 골절상뿐만 아니라 급성 심장마비사 등 목숨을 위협하는 산악 사고의 위험도 동반하고 있다.
- 건강한 등산을 지속하기 위해서는 평소 체력 관리를 꾸준히 해야 하며, 자신의 몸 상태와 등산에 대해 잘 알고 있어야 한다.

방심한 등산이
심장을 위협한다

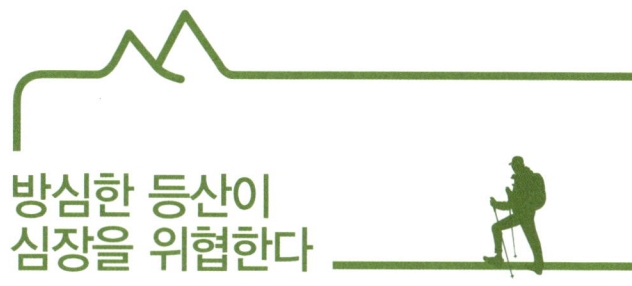

　지난해 10년을 투병하다 끝내 숨진 야구 선수 임수혁은 경기장에서 심장 마비를 일으켜 쓰러졌다. 프로 농구 선수 레지 루이스, 올림픽 금메달리스트 스케이터 시제이 그린코우 등도 스포츠 중의 돌연사에 희생양이 되었다. 이들처럼 스포츠 중 돌연사는 적지 않으며 점차 증가하고 있는 추세이다. 돌연사의 대부분은 심장 질환에 의한 것이다.

　여기서 생기는 궁금증은 건강에 좋다는 운동을 생활화하고 있는 운동 선수가 심장 마비로 숨지는 일이 가능한가 하는 것이다. 물론 운동은 몸에 유익하다. 그러나 신체에 부정적인 영향을 주지 않아야 한다. 제아무리 좋은 약이라도 오용·과용되었을 때 심각한 문제가 발생하듯이 등산 또한 마찬가지이다. 심장에 기질적인 문제가 있는 사람이 무리한 운동을 한다면 심장은 치명적인 위험을 받는다. 또한 과격한 운동은 돌연사의 위협을 확대할 수도 있다.

심장은 어머니 뱃속에서부터 사망할 때까지 쉼 없이 온몸에 혈액을 공급해주는 매우 중요한 장기로 우리 몸의 순환을 책임지고 있는 '생명의 엔진'이다. 엔진이 멈추면 생명도 끝난다. 이렇게 중요한 장기가 위협을 받고 있다. 최근 한국 보건 사회 연구원이 발표한 한국인 사망 원인 중 심장병은 암, 뇌혈관 질환에 뒤이어 3위를 차지하고 있다. 대표적인 심장병은 협심증, 심근 경색 등 관상 동맥 질환이다.

이들 관상 동맥 질환의 가장 흔한 원인은 동맥 경화증이다. 즉, 콜레스테롤, 염증 세포, 섬유소 등이 혈관 내에 침착되어 혈관벽이 두꺼워지고 혈관이 좁아져 혈액 공급이 감소하여 발생한다. 관상 동맥 질환을 앓고 있는 환자들은 대개 가슴이 '아프다, 쥐어짠다, 뻐근하다, 눌린다, 답답하다, 숨이 막힌다'라고 호소한다. 협심증의 경우 통증은 3~10분 정도 이어지고 30분 이상 지속되면 급성 심근 경색증일 가능성이 매우 높다.

심장병 환자에게 시간은 곧 생명이다. 물론 예방이 가장 중요하기는 하지만 일단 가슴에 통증이 느껴지기 시작했다면 지체하지 말고 병원을 찾아야 한다. 가능한 한 빨리 막히거나 좁아진 혈관을 확장해야 하는데 통증이 나타난 지 열두 시간 이내에는 적절한 시술을 받아야만 한다.

무리한 스포츠, 그중 등산은 심장에 부담을 주어 몸에 약이 아닌 독이 된다. 생명의 시각을 다투는 심근 경색처럼 응급 상황에 맞닥뜨리는 것은 더욱 피해야 한다. 강도 높은 활동을 하면 심근의 산소 요구량을 증가시키고 더 많은 혈액 공급을 필요로 하게 된다. 심혈관이 좁아진 심장병 환자나, 심장 기능이 약한 심부전 환자들에게 이러한 과부하는 심장 기능의 이상을 불러일으킨다.

고강도 운동은 중강도 운동을 할 때보다 위험성을 2~6배 증가시킨다. 운동 중 급사의 원인은 대부분 심장병이다. 운동을 할 때 심정지가 일어날 가능성은 일반인에 비해 심장병이 있는 환자에게서 100배 정도로 높다. 의학적으로 140/90㎜Hg 이상의 혈압을 고혈압이라고 한다. 평소 혈압이 높다면 의사와 상의한 후 등산을 해야만 위험을 줄일 수 있다.

대사성 및 심혈관 위험 인자를 갖고 있는 경우, 저강도의 등산은 효과적인 운동이 될 수 있다. 하지만 혈압이 빨리 올라 남들보다 먼저 정상에 오르겠다는 태도는 좋지 않다. 특히 출발 초기에 워밍업이 안 된 상태에서 빨리 올라가면 쉽게 지치고 심장에 무리가 간다.

평소 당뇨와 협심증을 약하게 앓고 있던 50대 초반의 친구와 함께 설악산을 오르던 기억이 떠오른다. 집 근처 낮은 산을 오르며 꾸준히 걷기 운동을 해온 그는 산행 당일에도 컨디션이 좋아 보였다. 그는 낮은 동산만 다니다가 오랜만에 장대한 설악산에 오르니 마음이 들떠 초입부터 발걸음을 재촉했다.

속도가 너무 빠르니 좀 늦추라고 해도 "이 정도쯤이야 거뜬하다"라며 듣는 둥 마는 둥 했다. 한 시간쯤 올랐을 때 그는 갑자기 호흡 곤란과 흉통을 호소하기 시작했다. 협심증이 의심되어 휴식을 취하며 심호흡을 하게 했다. 그렇게 20분쯤 휴식을 취한 뒤에도 증상은 호전되지 않아 그는 결국 산 정상에 오르지 못하고 하산해야 했다.

그 친구가 처음부터 너무 무리하지 않고 자신의 상태를 잘 점검하면서 산을 오르기 시작했다면 오랜만에 찾은 설악산에서 아쉽게 발걸음을 돌리지 않아도 되었을 터이다. 성급한 마음은 등산에서 절대 금물이다. 천천히 산을 오르며 나무 한 그루, 꽃 한 송이에도 눈길을 주는 느긋한 태도가 심장을 혹사시키지 않는다. 등산은 심폐 기능을 좋게 하는 유산소 운동이다. 하지만 심장이 무리할 정도의 고강도 등산은 심장을 쉽게 지치게 만든다. 때문에 심장이 약한 사람들은 저강도의 등산을 하고 등산 중 적절한 휴식을 취해야 한다.

산을 오를 때는 1분 이내의 짧은 휴식으로도 안정적인 속도의 보행이 이루어질 수 있을 정도의 체력이 필요하다. 오르막길에서 적당한 심박수(최대 심박수)는 1분에 보통 (220-나이)×0.75로 계산할 수 있다. 최대 심박수는 운동 시 심장에 무리가 가지 않는 최고 심장 박동수를 의미한다. 50세라면 1분당 심박수를 120~130번 정도로 유지하며 오르는 것이 적당하다. 개인별로 다소 차이가 있지만 일반적으로 건강한 성인의 안정 시 심박수는 1분에 60~100회 정도이다.

적절한 운동을 통하여 심폐 기능이 강화된다면 최대 산소 섭취량이 증가하여 안정 시 심박수가 분당 60회 이하인, 이른바 '스포츠 심장'에 근접할 수 있다. 안정 시 심박수가 1분당 100회 이상이거나, 왼쪽 가슴에 통증을 느낀다면 심장 질환의 유무를 확인한 뒤 등산을 해야 한다.

제대로 알고 등산하기

- 심장은 우리 몸의 순환을 책임지고 있는 '생명의 엔진'이다.
- 심장병 환자의 경우 등산 중 가슴에 통증이 느껴지기 시작했다면 12시간 이내 병원에 가 적절한 시술을 받아야 한다.
- 오르막길에서 적당한 심박수(최대 심박수)는 1분에 (220-나이)×0.75로 계산한다.

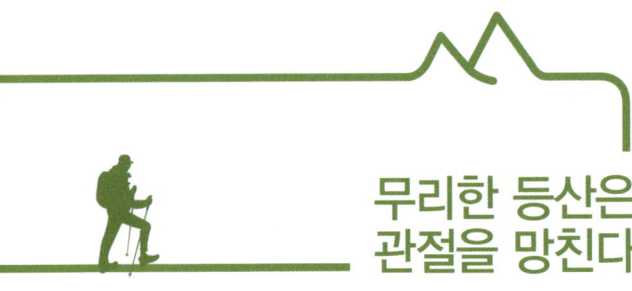

무리한 등산은 관절을 망친다

　　겨우내 살을 에는 추위와 바람 때문에 등산을 참아왔던 사람들이 봄이 되면 기다렸다는 듯이 산에 오른다. 특히 춥지도 덥지도 않은 온화한 날씨에 꽃들이 만발하는 5, 6월이 되면 등산에 취미가 없던 사람들도 '친구 따라 강남 가는' 식으로 너도나도 산을 오르는 일이 많다.

　　문제는 철저한 준비를 하지 않은 사람들에게서 발생한다. 이들은 겨우내 움직임이 적어 근력이 약해지고 유연성과 평형 감각이 떨어진 상태이기 때문에 쉽게 부상을 입는다. 특히 걷기가 주된 동작인 등산에서는 무릎이 손상되는 일이 많다.

　　이처럼 5, 6월은 무릎 관절증 환자가 급증하는 시기이다. 건강 보험 심사 평가원의 조사도 이런 현실을 반영하고 있다. 이 조사에 따르면 2005년에 167만 7,000명이던 환자가 2009년에는 213만 5,000명으로 46만 명이나 늘었으며 특히 2007년 6월 48만 명, 2008년 5월 50만 명, 2009년 6월 53만 명 등으로 5, 6월에 환자가 집중되었다.

무리한 등산은 관절을 망칠 수 있다. 무릎 관절은 우리 몸에 있는 187개의 관절 중에서 가장 크며 강한 근육과 인대가 붙어 있어 몸무게를 거뜬히 지탱하지만 손상을 입으면 돌이킬 수 없는 경우가 많다. 근육이 약해지면 인대에 더 많은 부담이 가면서 스트레스가 가중되고 이는 통증으로 이어진다. 이러한 상태가 지속되면 무릎에 손상이 발생하는 것이다.

무릎 관절은 외상에 의하여 관절 안 또는 관절 주위의 인대나 연골 손상이 흔히 일어난다. 뿐만 아니라 따로 운동을 하지 않아도 무릎 관절에는 체중의 2~8배나 더 되는 하중이 실려 관절 연골에 반복적인 충격이 가해진다. 이는 중년 이후부터 연골의 노쇠 현상으로 인해 퇴행성 관절염으로 이어진다.

퇴행성 관절염을 류마티스성 관절염과 혼동하는 경우가 있는데 이 두 질환은 관절염이라는 같은 이름을 가졌지만 원인과 예후가 전혀 다른 질환이다. 퇴행성 관절염은 노화와 함께 시작되어 노인에게서 자주 볼 수 있으며 관절이 닳고 마모되면서 통증성 염증이 일어나는 질환으로 대개 하나의 관절에서만 일어나는 특징이 있다.

류마티스성 관절염은 30~40대에 많이 발생하나 소아를 포함한 모든 연령층에서 일어날 수 있다. 면역 체계가 자신의 정상 조직을 공격

하는 것을 말하는 자가 면역 질환의 일종으로 손, 팔, 다리 등의 관절뿐만 아니라 눈, 심장, 폐, 신경 등 몸의 다른 계통에서도 일어난다. 눈물샘이나 침샘에 염증이 생기기도 하고 목소리가 쉬고 귀가 울리며 폐렴, 신경염, 신장병에 이르기까지 다양한 양상을 나타내는데 그 종류는 자그마치 100여 가지가 넘는다.

퇴행성 관절염이나 류마티스성 관절염 모두 급성기에는 안정과 휴식을 취해야 하지만 증상이 호전되면 반드시 운동을 해야 한다. 운동을 해야 혈액 순환이 잘되어 영양 공급이 원활하게 이루어지기 때문이다. 인체에서 혈관 분포가 잘되어 있지 않은 곳이 바로 관절이므로 운동은 선택이 아닌 필수임을 기억하자.

관절염 환자에게 가장 나쁜 생활 습관은 운동을 전혀 하지 않는 것이다. 움직이지 않으면 주변 인대와 근육이 위축되고 체중이 증가하여 관절에 걸리는 하중이 커지고 심폐 기능이 저하되어 혈액 순환이 나빠질 수 있으므로 적당한 운동이 필요하다. 이때 운동 방법으로 등산을 선택하는 것은 너무 성급하여 '우물에서 숭늉 찾는 격'이라고 할 수 있다. 이런 경우 어떠한 운동을 할 것인가가 중요하다.

건강한 관절의 연골은 걷는 동작을 통해 생기는 압박으로 더욱 튼튼해진다. 그러나 관절염으로 인해서 연골이 손상되어 있는 경우, 걷거나 뛰는 운동으로 인한 관절의 압박은 연골 손상을 진행시킬 수 있어서 조심해야 한다.

또한 쪼그려 앉기, 무릎 꿇고 앉기, 오랫동안 같은 자세로 서 있기 등의 잘못된 생활 습관을 바로잡아야 한다. 칼슘과 비타민D가 풍부한 음식을 섭취하여 관절에 영양 성분을 공급하고 뼈와 관절, 그 주위 인대와 근육을 튼튼하게 만들어야 한다. 즉, 허벅지의 앞·뒤쪽 근육과 종아리 근육을 강화시키는 운동을 통하여 무릎 관절에 전달되는 하중을 줄임으로써 건강한 무릎 관절을 유지해야 한다. 관절 연골 손상이 있는 관절염 환자라면 스트레칭, 누워서 다리 들기, 물속에서 걷기, 실내 자전거 타기, 수영 등의 운동을 매일 꾸준하게 30분 이상씩 하는 것이 바람직하다.

등산은 모든 관절에 무리를 준다. 특히 몸의 무게를 지탱해야 하는 무릎이나 발목 관절에 과부하가 걸리거나, 배낭이나 스틱 사용 등으로 인해 손목·어깨·척추 등 모든 관절 부위를 다칠 우려가 있다. 등산은 오르막길, 내리막길, 울퉁불퉁한 길 등 여러 상황에서 이루어지는 활발한 보행 행위이다. 이런 상황에서 특정 부위에 과도하게 무리를 주면 손상이 진행될 수 있다. 이런 점에서 관절염 환자의 등산은 매우 조심스럽게 이루어져야 한다.

무릎 관절의 경우 산에 올라갈 때보다 내려올 때 주의를 기울여야 한다. 산을 내려올 때는 체중의 3~5배나 되는 하중이 무릎 관절에 실린다. 또한 내려올 때는 근육의 긴장이 풀어져 발을 잘못 딛기도 쉽고, 뛰어내려 오다가 다리의 힘이 풀려 무릎이 꺾이면서 십자 인대가

파열되거나 허리를 삐끗하는 등의 부상을 당할 수 있다.

발목은 가장 많은 하중이 걸리고 가장 쉽게 손상을 받을 수 있는 관절이다. 하산할 때는 산에 올라갈 때보다 더 천천히 걸으면서 보폭을 줄이는 게 좋다. 스틱을 사용하는 것도 충격 분산 효과를 얻을 수 있다.

평소 무릎이 약한 사람은 무릎 보호대를 이용하면 하중이 집중적으로 가해지는 무릎 슬개골의 하중을 분산시켜 무릎의 연골 손상과 십자 인대 손상을 방지할 수 있다. 하산 길뿐만 아니라 돌이 많은 길, 움푹 파인 길, 낙엽이 쌓인 길, 경사가 급한 길, 미끄러운 길 등에서도 골절 손상을 입기 쉬우므로 조심해야 한다. 평소 익숙한 산길이라고 해도 방심은 금물이다.

히말라야 8,000m급 14좌를 완등하는 등 세계의 내로라하는 고산 준봉의 정상에 오른 산악인 엄홍길 씨가 소년 시절부터 수도 없이 올라 '어머니 산'이라고 부르는 도봉산을 신중하게 내려오는 모습을 본 적이 있다. 눈 감고도 오르내릴 수 있는 산이 아니냐고 묻자 그는 진지하게 손을 내저었다. 어제의 산이 오늘과 다르고 산은 아무리 낮은 산도 산이므로 마음을 놓아서는 안 된다는 답변이 인상적이었다. 산을 경외하는 마음 자세는 등산 사고를 줄이는 기본 요소일 터이다.

등산 중 다친 사람의 대다수가 발목이나 무릎 부상을 대수롭지 않게 여기고 방치하다 수술이 불가피한 상태가 돼 병원을 찾는다. 한 번

삔 발목도 조기에 적절하게 치료해주지 않으면 습관적으로 반복될 수 있다. 관절에 통증이 생겼다면 일단 등산을 중단하고 휴식을 취하면서 몸 상태에 맞는 적당한 치료를 위해 전문의와 상담을 해야 한다.

등산은 산을 오르는 데에서 그치지 않고 시작한 곳으로 되돌아와야 하기 때문에 하산 혹은 집에 도착할 때까지 관절 주변의 인대와 근육이 관절을 보호할 수 있어야 한다. 등산하는 거리를 나의 체력과 근력이 어느 정도 버틸 수 있는지 스스로의 몸 상태를 충분히 알아야만 안전하게 관절을 보호하면서 등산을 할 수가 있다.

제대로 알고 등산하기

- 관절염 환자는 등산을 하기에 앞서 적당한 운동을 통해 뼈와 관절, 그 주위 인대와 근육을 튼튼하게 만들어야 한다.
- 스트레칭, 누워서 다리 들기, 물속에서 걷기, 실내 자전거 타기, 수영 등의 운동을 매일 꾸준하게 30분 이상씩 한 다음 서서히 등산을 시작하는 게 좋다.

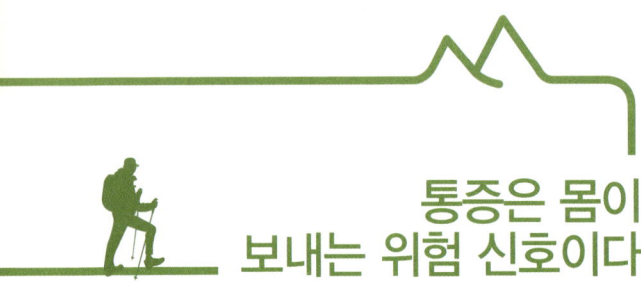

통증은 몸이 보내는 위험 신호이다

통증은 우리 몸이 더 이상의 손상을 막기 위해서 알리는 위험 신호이다. 위험 신호를 무시하면 돌이킬 수 없다. 그렇기 때문에 우리는 이 통증을 가볍게 생각해 지나쳐버리면 안 된다.

등산에서 겪는 가장 흔한 통증이 바로 다리 근육통이다. 근육은 운동의 강도와 빈도에 따라 영양분과 산소의 소모량이 달라진다. 그 강도와 빈도가 영양분과 산소의 공급 한계를 넘어서거나 회복할 시간이 없이 장시간 등산을 하다보면 근육 내에 피로 물질인 젖산이 쌓인다. 젖산이 몸 밖으로 배설되지 않고 근육 내에 쌓이게 되면 근육 통증이 생기고 심하면 근육 경련이 생기게 되어 걸을 수조차 없게 된다.

초기에 근육통이 생기면 휴식과 수분 공급, 체온 관리 등을 통하여 적절한 처치를 해야만 한다. 근육통은 치료와 관리로 회복이 가능하며 길지 않은 시간 내에 다시 등산을 할 수 있다. 그러나 근육 경련의 경우 치료로 증상이 호전되었다 해도 재발되기 때문에 등산이 불가능하므로 즉시 후송해야 한다.

가까운 산만 다닌 지 얼마 되지 않아 설악산 장기 산행을 간 후배의 이야기를 하려고 한다. 장기 산행이라면 짧게는 4~5일, 길게 2~3주씩 걸리는 만큼 배낭의 무게가 무척 무겁다. 또한 최소 하루에 8시간 이상을 걸어야 하기 때문에 상당한 체력도 요구된다. 사고는 배낭을 꾸리는 방법과 등에 지는 방법이 미숙한 데에서부터 비롯됐다. 배낭의 무게가 허리 전체에 걸리지 않고 양 어깨를 눌러 결국 양 팔에 마비가 오게 된 것이다. 초기에는 혈액 순환 장애로 양팔이 붓고 저리며 피부 색깔이 변하고 신경이 눌려 감각이 둔화되는 등의 위험 신호가 나타났다. 하지만 이를 무시한 채 산행을 강행하여 결국 근육 마비가 찾아왔고 후배는 두 팔을 움직이지 못한 채 산행을 포기할 수밖에 없었다. 초기 증상이 있을 때 충분한 휴식과 배낭의 무게를 줄여 배낭을 다시 꾸려서 몸에 잘 맞게 하고 올바른 보행을 했다면 산행을 중도에 포기하는 일은 없었을 것이다.

산행 중 갑자기 찾아오는 통증은 근육에 한정돼 있지 않다. 조금 걸으면 숨이 차거나 가슴이 답답하고 아프거나 쉬 피로하며 두통이나 현기증이 나서 머리가 흔들리는 사람, 갑자기 가슴이 뛰고 두근거린 적이 있는 사람은 심장 질환이 의심되므로 의류의 조이는 부분을 느슨하게 하고 천천히 조심해서 바로 하산해야 한다.

눈이 시리고 눈물이 많이 나며 이물감이 있고 눈이 뻑뻑하거나 피로하고 시야가 흐릿한 증세는 설맹이나 결막염 등으로 각막이 손상된 경우이기 때문에 안대로 눈을 가리고 안정을 취해야 한다. 무시하고 넘어갈 수 있는 통증에 대해 너무 기민하게 반응하는 것은 아닌지 의아해 하는 사람도 있겠지만 몸이 보내는 신호에 즉각 대처하는 자세야말로 더 큰 사고를 막는 지름길이다.

무릎 관절 통증의 주된 자각 증상은 아침에 일어날 때 굳어져서 뻣뻣함을 느낀다거나 오래 앉아 있다가 일어날 때 또는 오래 걷거나 계단을 오를 때 통증을 느끼거나 움직이기 힘들고 관절 부위가 부어오르기도 한다. 이러한 무릎 관절에 부하되는 체중을 줄이기 위해 요즘은 등산을 할 때 스틱을 사용하는 것이 보편화되어 있다. 스틱을 사용함으로써 하중이 상체로 분산되어 무릎의 부하를 줄여 무릎 통증을

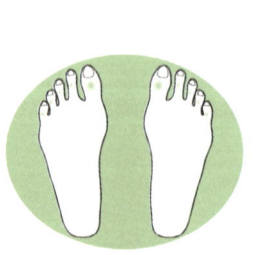

스틱을 사용하지 않았을 때

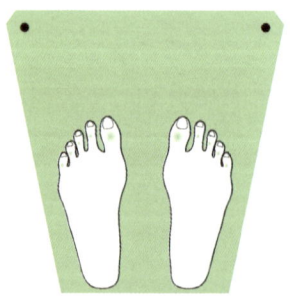

스틱을 사용했을 때

▶스틱을 사용했을 때 분산되는 하중의 기저면
스틱 두 개를 아래쪽에 짚고 스틱의 손잡이 윗부분을 손바닥으로 누르며 무리하게 의지하지 말고 상체의 무게를 스틱에 기대면 스틱이 없을 때보다 무릎의 부담을 덜 수 있다.

예방할 수 있다.

하지만 스틱을 사용할 때는 지면을 스틱으로 누르는 동작을 반복함으로써 스틱이 손목에 무리를 줄 수 있다는 점을 간과해서는 안 된다. 이때 스틱의 손목걸이는 손목에 걸리는 하중을 흡수하는 역할을 하므로 손목걸이 없이 스틱을 사용하는 것보다 손목을 보호할 수 있다.

스틱의 손목걸이는 밑에서 위로 손을 넣어 감아쥐는 방법으로 사용하는데 평지나 경사도가 일정한 경우 사용이 편하지만, 지면의 높낮이가 달라 스틱 길이를 조절해야 할 때는 불편하여 최근에는 손목걸이를 아래로 떨어뜨린 후 장갑을 끼듯이 잡는 방법을 사용하기도 한다. 스틱이 손목에 무리를 줄 수 있다는 것을 알고 손목이 보내는 위험 신호인 통증을 알면 손목의 손상을 막을 수 있을 것이다.

제대로 알고 등산하기

- 통증은 몸이 보내는 위험 신호이므로 무시하지 말고 바로 대처해야 한다.
- 근육통의 경우 금방 회복 가능하지만, 근육 경련의 경우 즉시 하산하여 병원에서 치료받아야 한다.
- 심장 질환이 의심되는 경우 의류의 조이는 부분을 느슨하게 하고 조심히 하산해야 한다.
- 각막이 손상된 경우 안대로 눈을 가리고 안정을 취해야 한다.

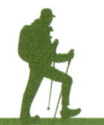
오래 걷는 것과 잘 걷는 것은 다르다

등산은 주로 심폐 기능을 좋게 하는 유산소 운동이다. 오르막길을 오를 때는 심폐 기능과 함께 척추 및 하지의 근력을 좋게 하지만 내리막길인 경우 심폐 기능보다는 허벅지의 근육에 과도한 힘을 요구하게 된다. 평지에서 시속 6km로 걸을 때 산소 섭취량은 평소의 4배가 되고, 산에서 9kg 정도의 배낭을 매고 경사를 오를 때는 8.8배의 산소가 필요하며, 경사진 곳을 내려올 때는 쉴 때보다 5.7배 정도의 산소가 소모된다. 많은 산소량과 근력을 요구하는 등산을 안전하게 하려면 올바른 보행 방법이 가장 중요하다.

등산의 기본은 걷기이며 걷는 동작을 통해 허리 근육, 복부 근육, 허벅지 앞·뒤 근육, 장딴지 근육을 고루 움직여 튼튼하게 만들 수 있다. 하지만 잘못된 보행 방법으로 장시간 등산을 한다면 무릎과 골반, 척추 등 근골격계의 균형이 깨지고 요통이나 관절통 등이 생겨 하지 않느니만 못한 결과를 초래할 수도 있다.

등산을 할 때는 가장 힘을 적게 들이는 효율적인 방법으로 체력을 아껴야 더 오랫동안 안전하게 걸을 수가 있다. 우선 배낭의 무게를 줄이고 몸의 균형을 유지한 채 가속도를 이용하여 리듬감 있게 걸어야 한다. 이때 발바닥 전체에 몸무게를 싣고 허리로 중심을 잡고 무릎으로 걷는다는 기분으로 걷는다. 발 앞부분에만 몸무게를 실어 걸으면 다리 근육에 무리가 올 뿐만 아니라 체력 소모가 빨라진다. 발바닥 전체로 땅을 디뎌야 힘이 적게 들고 자세도 안정된다. 오르막인 등산로에 항상 오르막만 있는 것은 아니다. 심하지 않은 내리막과 오르막이 공존하기에 가능하면 굴곡이 없는 길을 선택하는 것이 좋고 발바닥 전체를 디딜 수 있는 곳을 골라 걷는 습관을 들여야 한다.

보행 시 균형을 유지하려면 체중이 발바닥 전체에 걸리도록 해야 하는데 무릎과 가슴의 중앙이 정면에서 볼 때 일직선상에 위치하도록 해야 한다. 앞으로 내딛는 발이 지면에 닿으면 체중을 발바닥 전체의 중앙에서 발 앞쪽으로 옮겨야 다음 발을 내딛을 때 가속도를 얻을 수 있어 체력 소모를 줄일 수 있다. 걸을 때 발뒤꿈치를 들고 발 앞 끝으로 걷거나 발뒤꿈치부터 딛는다면 아킬레스건에 과도한 하중이 실리게 된다. 이 경우 염증성 반응이 생기고 쉽게 피로해진다. 또 발이 닿는 부위의 피부가 딱딱해지기도 하는데 예후가 안 좋으므로 주의한다.

걸을 때에는 두 발의 넓이와 보폭이 중요하다. 두 발의 넓이가 넓으면 안정감은 있으나 좌우로 이동하는 거리가 멀어 체력 소모가 많고 좁으면 그 반대이다. 보폭이 크면 힘이 드는 것은 당연하다. 경사가 심하면 보폭은 작게 해야 한다. 개개인에 따라 신체 조건이 다르기 때문에 넓이와 보폭은 정해져 있지 않다. 따라서 직접 걸어보고 자신의 몸에 맞는 넓이와 보폭을 찾는 것이 중요하다.

보행은 오른발과 왼발이 교대로 땅을 딛는 것이기 때문에 오른발이 땅을 디디면 왼발은 쉴 수 있어야 한다. 다시 말해서 오른발로 땅을 딛고 체중이 발바닥 전체의 중앙에서 발 앞 끝으로 이동하면서 굽혔던 무릎이 펴지고 왼발이 앞으로 나아가 땅에 디딜 때까지 왼발은 땅에서 떨어져 잠시 휴식을 할 수 있어야 하며 이것이 경제적인 보행법이다. 배낭과 몸이 밀착되지 않아 흔들거리거나 흐느적거리며 걷는 자세도 체력 고갈을 부추기는 자세이다.

등산을 할 때 가장 중요한 것은 무릎 등의 관절에 무리를 주지 않는 것이다. 따라서 경사가 심한 경우 호흡을 유지할 수 있을 정도로

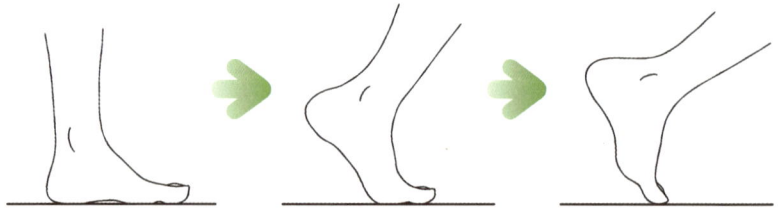

▶등산에서의 올바른 보행법
일반적인 보행은 발 뒷부분부터 딛는다. 하지만 등산을 할 때는 발 전체를 지면에 딛어야 하중이 고르게 분산된다.

속도를 줄인다. 내리막길에서는 무릎을 굽히고 발목을 이용해서 부드럽게 발을 딛는다. 경사가 심한 경우에는 곧바로 내려오는 것보다 사선으로 내려오는 것이 안전하다. 힘은 올라갈 때 40%, 하산할 때 30%, 나머지 30%는 만약을 대비해 예비 체력으로 남겨두는 것이 좋다. 효율적인 보행법에 관한 자세한 내용은 99쪽에 자세히 설명해두었으니 참고하자.

제대로 알고 등산하기

• 배낭의 무게를 줄이고 몸의 균형을 유지한 채 가속도를 이용하여 리듬감 있게 걷는다.

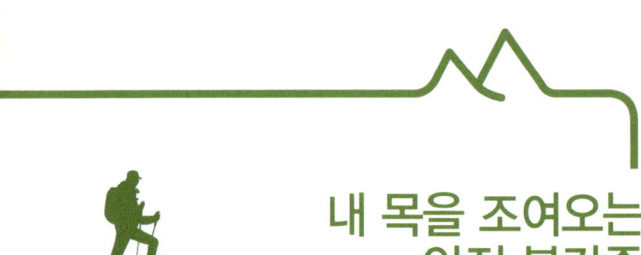

내 목을 조여오는
안전 불감증

　　　　　　많은 이들이 좋아하는 시 중에 로버트 프로스트의 '가지 않은 길(The Road not Taken)'이라는 시가 있다. "노란 숲 속에 길이 두 갈래로 났었습니다."로 시작하는 시의 압권은 "숲속에 두 갈래 길이 있었노라고/ 그리고 나는 사람들이 덜 다닌 길을 택했노라고/ 그리고 그것이 내 운명을 정했노라고"라는 끝부분이다. 나 역시 이 시를 참 좋아하는데 지난 번 등산길에서는 이 시에 나오는 두 갈래 길을 만났다. 하나는 지정된 등산로였고, 하나는 발길이 거의 없는 풀숲이 우거진 길이었지만 왠지 모르게 매력이 있었다. 그러나 나는 등산로를 택했다. 우리네 삶에서는 도전 정신과 개척 정신이 발전의 원동력이 될 터이나 등산에서는 그렇지 않기 때문이다. '가지 않은 길'은 묘하게 사람을 끄는 힘이 있다. 등산을 하는 사람이라면 충분히 공감을 할 것이다. 하지만 그 매력 속에는 조난과 사고 등의 위험이 도사리고 있다.

산은 아름다운 곳이지만 위험 요소가 많기 때문에 등산은 철저한 준비와 계획으로 이루어져야 한다. 등산에 익숙하지 않으면서 안이한 생각과 섣부른 자신감으로 무리하게 욕심을 내어 정상에 오르려고 하거나, 남들이 가지 않은 길을 가겠다는 생각으로 등산로가 아닌 길로 들어서는 것은 위험천만한 일이다. 어쩔 수 없는 경우를 제외하고는 지정된 등산로를 벗어나지 않도록 해야 한다. 계단길이 있는데 굳이 길옆으로 다니면 넘어지거나 미끄러지는 등 사고의 원인이 될 뿐만 아니라 자연을 훼손하는 일이 된다는 점을 기억하자.

바늘구멍 같은 작은 균열을 방치하면 댐이 무너지듯이 등산에서도 소홀하게 여겼던 작은 문제들이 심각한 상황을 초래할 수 있다. 등산을 건강하게 하기 위해서는 산에서 생길 수 있는 위험 요소를 예견할 수 있는 지식과, 많은 경험을 통한 대처 능력을 갖추고 있어야 한다. 준비된 자세와 마음, 코스 및 등반 계획, 장비, 식량, 의류 등도 빼놓지 말아야 할 부분이다.

여기에서 '준비된 자세와 마음'을 언급한 것은 정신적으로 불안하면 신체적인 수행 능력이 급격히 저하되기 때문이다. 동행하는 사람의 산행 능력, 경험, 날씨, 일출과 일몰 시간 등에 따른 산행 코스, 탈출로, 사고 시 구조 요청 방법, 주변의 의료 시설 등이 포함된 계획을 꼼꼼하게 적어 등산 계획서를 짜고 이에 따른 준비를 잘해야 한다. 산행을 마친 다음에는 산행 결과를 기록하여 다음 산행에 반영하면 산행을 할수록 안전성과 질, 즐거움이 한층 커질 것이다.

울릉도 성인봉 일대는 겨울에 눈이 많이 내리기로 유명한 곳이다. 3m 정도의 적설량을 기록하는 곳인데 지난겨울에도 만만치 않은 양의 눈이 내렸다. 이렇게 눈이 많이 오니 이곳에서는 조난 사고가 잦은 편이다. 지난겨울, 친구는 부인과 함께 성인봉에 올랐다가 눈의 위력을 새삼 깨달았다고 한다. 아침에 오를 때까지만 해도 날씨가 맑아서 마음 놓고 성인봉에 올랐는데 성인봉 산허리에 도착하자 갑자기 눈이 내리기 시작했고 거짓말처럼 순식간에 등산로가 눈에 덮여버렸다고 한다. 사방이 흰색으로 가득했고 방향 감각도 잃은 상태라 일단 발길을 멈추고 준비해간 지도와 GPS로 위치를 파악하려 했다고 한다. 그러나 확신이 서지 않아 등산을 시작할 때 알아둔 나리 분지 관리 사무소 연락처로 전화를 걸어 무사히 하산할 수 있었다는 것이다. 등산 중 조난의 위험은 누구에게든, 언제든지 열려 있다. 하지만 철저한 준비를 한 사람들은 그 상황에서 침착하게 대응하고 결국엔 위험을 빠져 나온다.

평소 운동을 하지 않았던 사람이 무리한 등산을 하게 되면 몸의 근육이 평소보다 긴장해서 발목이나 무릎 관절뿐 아니라 신체 어느 부분이라도 손상되거나 다양한 부상을 입을 수 있다. 또한 처음부터 지나치게 가파른 산은 오르지 않는 게 좋다. 갑작스럽게 등산을 한다거나 너무 장시간 산행을 하게 되면 신체적으로 피로감이 심해지고 심장에 무리를 줄 수 있다. 그런데도 사람들은 대체로 산을 너무 빨리 올라가고 빨리 지치고 오래 쉰다. 특히 출발 초기에 빨리 올라가면 쉽게 지치고 심장에 무리를 줄 수 있다. 처음에는 천천히 올라가다가 점차 조금씩 속도를 높여야 하며, 쉬고 싶은 마음이 강해지면 너무 빨리 걷고 있는 것이니 무리하지 말고 속도를 조절해야 한다.

피곤한 몸을 이끌고 산에 오르는 것도 안전 불감증이라고 할 수 있다. 산을 타는 것은 체력을 필요로 하는 일인데 지친 몸으로 등산을 하는 것은 몸을 방전시키는 행위라 해도 과언이 아니다. 체력이 방전되면 쉽게 재충전되지 않기 때문에, 몸이 피로한 상태라면 충분한 휴식을 취하여 체력이 바닥나지 않게 해야 한다. 충분한 수면을 취하지 않은 상태로 아침 일찍 등산을 간다면 피로가 쌓여 건강이 더 나빠질 수 있다. 그런데도 꼭 등산을 하고 싶다면 가벼운 등산을 다녀오는 것이 좋다.

등산 중에 체온의 변화도 가만히 넘겨서는 안 되는 증세이다. 체온이 올라가면 땀을 많이 흘리게 되어 땀이 증발하면서 신체의 많은 에너지를 소비하게 된다. 결과적으로 체력과 체온이 떨어질 뿐 아니라 체내 수분도 부족해지면서 혈액이 뻑뻑해지고 혈전이 생겨 뇌경색이 발생할 위험이 높아진다. 땀으로 염분 농도가 떨어지면 피로도가 높아지고 근육 경련이 일어나기도 한다. 또한 체온이 필요 이상으로 올라가면 심장 박동이 빨라지고 혈압이 높아져 심장을 위협한다. 등산 중 체온 관리는 생명과 직접 관계가 있으며 이를 위해서는 수분과 음식물, 그리고 의류의 관리가 필수적이다.

급격히 체온이 떨어지는 경우도 굉장히 위험하다. 흔히 '동사'라고 하면 겨울에만 조심하면 된다고 생각한다. 그러나 대부분의 동사는 겨울보다 이른 봄에 더 많이 나타난다. 이는 날이 풀렸다고 의류, 식량, 마음가짐의 준비를 철저히 하지 않는 데에서 비롯된다. 봄 산은 겨울 산만큼 춥기 때문에 반드시 4월까지는 겨울 산행 준비를 해야 한다.

산은 기온이 변화무쌍하다. 비를 맞거나 땀을 많이 흘려 체온을 잃은 상태에서 과로하여 체력을 소진하게 되면 피로 동사에 노출될 수 있다. 따라서 급격히 체온이 올라가는 것만큼이나 떨어지는 것에도 신경을 써야 하며 무엇보다 무리하지 않고, 추위를 느끼면 보온에 신경을 쓰고 수분과 음식을 섭취하여 체온을 유지해야 한다.

제대로 알고 등산하기

- 평소 운동을 하지 않는 사람이 무리하게 등산할 경우 등산 사고를 입을 확률은 높아진다.
- 몸이 피로한 상태라면 충분한 휴식을 취해 재충전해야 한다.
- 산은 기온 변화가 심하므로 수분이나 음식물 섭취, 의류 관리 등을 통해 체온을 유지해야 한다.

등산 장비, 잘못 사용하면 독이다

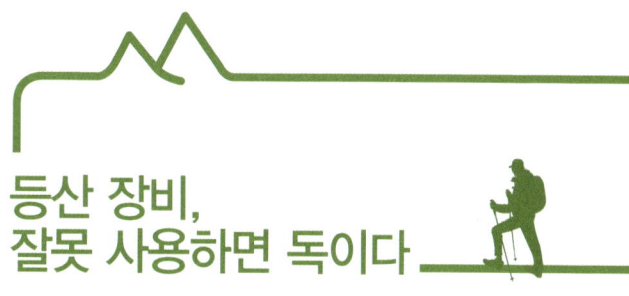

　　　　　　수영을 할 때 수영모에 수경을 쓰고 수영복을 입으며, 사이클링을 할 때 안전모와 보안경을 착용하듯이 등산 장비는 안전하고 효율적인 등산을 위해 꼭 필요하다. 그런데 다른 운동을 할 때는 장비를 잘 챙기는 사람이라도 등산 장비를 갖추는 데는 소홀한 경우를 종종 본다. 그다지 높지도 않은 우리나라의 산을 오르는데 거추장스럽게 등산 장비를 갖추어야 하느냐고 묻는 이들도 있고, 운동화를 신고도 설악산 대청봉까지 올라갔다 오는 데 아무 문제가 없었노라며 호언장담하는 이들도 있다.

　　대부분의 등산객은 날씨가 나쁘면 산에 가지 않기 때문에 좋은 날씨에서는 사고 위험이 적지만 산은 급격한 기상 변화와 함께 곳곳에 위험 요소가 도사리고 있는 곳이다. 위기 상황에서 잘 챙긴 등산 장비는 그 몫을 단단히 한다. 갑작스런 폭우 속에서 방수 기능이 있는 등산복은 저체온증을 막아주고 스틱은 허리와 무릎 등 관절에 가하는 압력을 분산시켜준다. 잔설이 남아 있고 미끄러운 구간이 많은 겨울 산에서 스패츠와 미끄럼을 방지하기 위한 아이젠은 꼭 필요한 등산 장비이다. 그런데 이런 등산 장비를 자칫 잘못 사용하는 경우 생명을 크게 위협할 수도 있다.

등산을 하다보면 손목과 발목이 가장 쉽게 손상된다. 손목은 넘어질 때 손으로 바닥을 짚다가 다치기 쉬운데 이때 스틱의 손목걸이를 손목에 걸고 넘어져 미처 스틱과 손목이 분리되지 않으면 스틱 손잡이 부분이 엄지손가락을 눌러 손가락 관절에 탈구를 일으킬 수 있으므로 조심해야 한다.

여름철 벼락의 위험이 있는 산에서 금속 스틱은 벼락에 맞을 확률을 높여 위험하다고 알려져 있는데 나무 소재의 스틱도 안전하지 않기는 매한가지이다. 벼락은 강력한 전류이기 때문에 나무 막대기를 들고 있어도 똑같이 감전될 수 있다. 문제는 스틱의 소재가 아니라 높이이다. 물체를 위로 치켜들면 벼락을 맞을 확률이 높아진다. 특히 스틱의 위치가 나무나 바위 등 주변의 물체보다 높을 경우 곧바로 벼락의 표적이 될 수 있다. 산에서 벼락을 만나면 높은 장소는 피하고 스틱과 철제 장비를 몸에서 떨어뜨려야 한다. 벼락이 칠 때 배낭에 취사 연료를 지니고 있는 것은 폭약을 짊어지고 있는 것과 같다. 벼락을 직접 맞지 않더라도 방전된 전류에 의해 가스 연료가 폭발할 수 있으며 실제로 이러한 사고가 발생하여 화상 사고로 이어진 적이 있다.

　땀을 많이 흘리는 등산에서 면바지나 청바지는 쉬 젖게 되며 젖었을 때 뻣뻣해지고 잘 마르지 않아 체력과 체온을 떨어뜨리고 이는 치명적인 결과로 이어질 수 있으므로 낮은 산을 오를 때도 꼭 등산복을 갖춰 입는 게 좋다.

　배낭과 등산복에 부착된 끈들은 사람의 몸에 꼭 맞게 조절하거나 수납을 하는 등 다양한 기능을 담당한다. 이 끈들을 제대로 정리하지 않고 치렁치렁하게 늘어뜨린 채 산을 오르다가 나뭇가지에 걸리거나 끈끼리 엉키면 넘어지고 미끄러지는 사고를 당하기 쉽다. 끈을 제 용도에 맞게 잘 여미고 소용이 없는 것은 아예 집에 떼어 놓고 산을 오르는 것이 낫다.

　등산화를 신을 때에는 끈을 발에 잘 맞게 맨 뒤 등산을 해야 한다. 등산화 끈 매듭을 크게 묶으면 반대편 신발에 걸려 넘어질 수 있으므로 반드시 매듭 처리를 확실하게 해야 한다. 등산할 때 체중과 배낭의 하중으로 인해서 발목에 충격이 가게 되는데 거기에 제대로 끈을 매지 않아 헐렁하게 신은 등산화는 충격을 흡수하고 균형을 잡는 기능을 제대로 수행하지 못한다.

　배낭은 산행에 필요한 모든 것을 담아가는 장비인 만큼 튼튼하고 기능성 소재로 된 것이 좋으며, 무거운 짐을 넣어도 몸에 착 붙어야 한다. 등산 배낭이 아닌 일반 배낭은 짐을 넣으면 밑으로 축 처지기 쉬운데 그러면 몸의 균형이 깨져 위험을 초래할 수 있다.

산행 중에는 물집이 잘 생길 수 있는데 이를 방지하기 위해서는 양말과 등산화의 선택이 제일 중요하다. 양말이 너무 조이거나 헐렁하면 습기가 차면서 물집이 생길 수 있으므로 내 발에 꼭 맞는 기능성 소재의 양말을 골라야 한다. 보행 위주의 산행이라면 밑창이 딱딱하고 높이는 발목을 덮는 정도이며 신발 끈으로 발목을 고정할 수 있는 여유 있는 크기의 등산화를 신는다. 오르막길에서는 발목 쪽의 신발 끈을 약간 느슨하게 하여 발목의 유연성을 높인다. 내리막길에서는 신발 끈을 꽉 조여 발가락이 신발 속에서 앞쪽으로 쏠리지 않게 한다.

암릉을 등반할 경우에는 밑창이 암벽에서 미끄러지지 않게 제작되어 있고 발목을 덮지 않는 높이 때문에 유연성을 갖고 발가락이 신발 앞쪽 끝에 위치할 수 있어 섬세한 동작이 가능한 어프로치화(릿지화)를 고르는 게 좋다. 어프로치화를 신고 오랫동안 돌길을 걷는다면 발에 큰 무리가 생길 수 있으므로 주의한다.

대개 보행 위주의 등산화는 끈을 거는 고리가 발목을 고정할 수 있게 되어 있어 내리막에서 발가락이 앞으로 쏠리지 않도록 고안되어 있으며, 어프로치화 등 섬세한 발동작이 필요할 때는 발가락이 신발 앞 끝에 닿을

▶**발목을 고정시켜주는 등산화 고리의 위치**
보행 위주의 등산화는 끈을 거는 고리가 발목을 고정할 수 있게 안쪽으로 붙어 있어 내리막길에서 발가락이 앞으로 쏠리지 않게끔 한다.

수 있게 신발 끈을 거는 고리가 일정한 간격으로 붙어 있다. 따라서 등산화를 고를 때는 끈을 거는 고리를 잘 살펴보고 방수 및 보온 기능이 있는 것으로 골라야 한다. 방수와 보온 기능이 없는 신발로 동계 산행을 한다면 겨울 혹한에 옷을 벗고 있는 것과 매한가지이기 때문이다.

등산화를 고를 때 무엇보다 가장 중요한 것은 어떤 종류든지 자신의 발 크기에 맞고 발가락이 편하게 펴질 수 있어야 한다는 것이다. 발 모양에 맞지 않는 등산화를 오래 신으면 티눈, 엄지발가락이 휘는 무지외반증, 눌리는 부위에 굳은살 등이 생기는데 이는 보행을 불편하게 하고 심한 경우 수술을 요구하기도 하지만 예후가 그리 좋지 않아 미리 예방하는 것이 최선의 방법이다. 등산 장비의 올바른 사용법은 6장에 다뤄놓았으니 참고하길 바란다.

제대로 알고 등산하기

- 여름철, 산에서 벼락을 만나면 높은 장소는 피하고 스틱 등 등산 장비를 낮은 곳에 두어야 한다. 또한 배낭에 취사 연료가 있다면 화상의 위험이 있으므로 반드시 빼두어야 한다.
- 등산화와 배낭은 몸에 맞게 잘 여며 묶고 소용없는 부속은 집에 두고 간다.
- 등산화를 고를 때는 보행 위주로 신을 것인지, 암릉을 등반할 것인지 그 용도를 먼저 살펴보고, 방수 및 보온 기능이 있는 것으로 고른다.

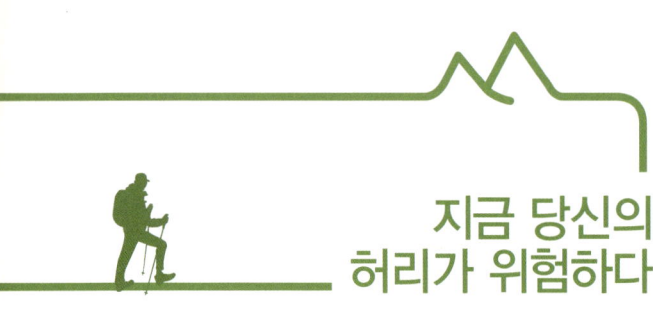

지금 당신의
허리가 위험하다

아침에 일어나 아파트 엘리베이터를 타고 내려가서 자동차를 타고 회사까지 가서 다시 엘리베이터를 타고 사무실에 가 하루 종일 자리에 앉아 일을 한다. 퇴근해서 귀가하는 길도 출근길과 다를 바 없다. 이것이 대부분의 도시 근로자들의 일상이다. 운동이 절대적으로 부족한 이들에게 어느 날 몸 이곳저곳에서 사이렌이 울린다. 피로도 쉽게 풀리지 않고 건강 검진의 수치들도 불안하다. 뭔가 운동을 시작해야겠다고 생각하던 차에 주위에서 등산을 권한다. 늘 시간에 쫓기는 터라 매일 운동을 하는 것은 현실적으로 부족했기에 주말에 하는 산행은 말만 들어도 구미가 당긴다. 답답한 시멘트 숲을 벗어나 대자연의 품에 안기면 스트레스도 한 방에 날아갈 것 같다. 그런데 이렇게 등산을 시작했다가 허리를 부여잡고 병원을 찾는 사람들이 부지기수이다.

등산이 허리 건강에 도움이 되는 운동이라는 사실은 의심의 여지가 없다. 세계보건기구(WHO)는 요통을 예방하고 치료하는 데에 등산만 한 운동이 없다고 추천한다. 등산을 생활화하는 인도 산간 지방의 주민들은 요통이 거의 없다는 조사도 있다. 등산을 하게 되면 몸의 무게와 중력이 허리에 실리면서 척추 뼈의 골밀도를 높이고 척추 주변의 근육을 강화시키기 때문이다. 그런데 평소 전혀 운동을 하지 않던 사람, 특히 오랫동안 앉아서 일하는 사람은 허리가 약해져 있는 상태이기 십상이다.

이런 상태에서 무리한 등산을 했다가는 허리 통증이 생길 수 있다. 이 경우 대부분은 허리 주변의 근육에서 생기는 통증이지만 다리까지 퍼지는 방사통이 생기거나 하지의 근력이 약해지거나 감각이 둔화되는 증상도 일어나는데 이 경우 추간판(디스크)이 빠져나와 신경을 압박하는 추간판 탈출증이 생길 수 있다.

특히 고도가 높아 기온이 낮은 산에서는 쉽게 근육이 굳어 조금만 자세를 잘못 취하거나 비정상적인 힘이 가해져도 허리를 삐끗할 수 있다. 허리 통증으로 걷기조차 힘들면 무엇보다 먼저 안정을 취하고 구급 요원에게 연락을 취한 뒤 기다렸다가 전문가의 조치에 맞게 하산해야 한다.

급성 허리 통증은 대개 2~3주 후까지 지속되는 경우가 있는데 이 경우에는 등산을 가지 않는 것이 좋다. 누워서 안정을 취할 때는 무릎과 다리를 약 30cm 높게 올려 등과 허리가 편안한 상태를 유지한다. 허리 통증과 그에 따른 좌골 신경통의 보존적 치료로 가장 쉬운 방법은 온찜질을 해주는 것이다.

등산 초보자라면 경사가 높은 산을 오르거나 장시간 산행하는 것은 자제해야 하며 홀로 등산하지 않는 것이 허리 부상을 예방하는 지름길이다. 정상에 오르겠다는 욕심 때문에 힘들어도 쉬지 않고 오르는 태도는 좋지 않다. 힘들면 반드시 휴식을 취해야 허리에 무리가 가지 않는다.

허리 부상을 막기 위한 최선의 예방은 허리에 무리를 주는 생활 습관을 교정하고 평소 꾸준한 운동으로 허리 근육을 단련시키는 것이다. 일상 중 되도록 무거운 물건을 들지 말고 물건을 들 때는 허리를 펴고 무릎을 굽히면서 든다. 허리를 굽히면서 물건을 들어 올리면 삐끗하면서 근육을 다치는 경우가 많다. 허리를 꼿꼿이 펴고 한 발을 앞으로 내민 상태에서 무릎과 고관절을 굽혀 물건을 드는데, 이때 물건은 배에 밀착시킨다.

허리 건강을 위해서는 걷거나 누워 있는 것이 좋고 비스듬히 앉아 있는 것은 가장 나쁘다. 앉은 자세는 허리 근육에 과도한 긴장을 주고 배의 압력을 증가시켜 디스크 내의 압력이 높아져 디스크에 노화 현상이 생길 수 있다. 장시간 앉아 있어야 할 경우 허리를 꼿꼿하게 펴야 하는데, 이 자세가 힘들 때는 일어서서 허리를 구부리고 펴기를 수

차례하고 2~3분간 걸은 후 다시 바른 자세로 앉는다.

등산을 떠나서 평소 허리에 좋지 않은 운동을 주의할 필요도 있다. 척추는 전후좌우로 움직일 때보다 회전할 때 더 큰 압박을 받는데 통쾌한 스윙이 매력적인 골프는 척추에 큰 부담을 주는 운동이다. 가만히 서 있을 때 척추에 가는 부담이 100이라면 스윙할 때의 부담은 자그마치 220이다. 더구나 중년에는 근육의 탄력이 떨어져 허리 통증이 생기기 쉽다. 만성 요통을 가진 사람이라면 볼링 또한 자제하는 게 좋다. 무거운 볼링공을 던질 때 몸 한쪽에 부하가 걸려 반대편 허리 관절과 근육에 무리를 주기 때문이다. 과도한 근육 사용과 함께 허리를 뒤로 젖히는 수영법인 접영도 주의해야 한다. 허리가 약한 사람은 배영이 바람직한 수영법이다. 평소 허리 근육을 강화시키는 운동은 243쪽에 자세히 다뤄놨으니 참고하자.

제대로 알고 등산하기

- 등산을 시작할 땐 느린 보행이나 가벼운 운동을 통해 체온을 높인 다음 스트레칭한다.
- 하산 후에는 온열 팩 등으로 마사지를 하거나 건강한 사람의 경우 더운 목욕을 해서 근육을 충분히 이완시켜야 한다.

Chapter 02

잘못된 등산 상식이 내 몸을 망친다

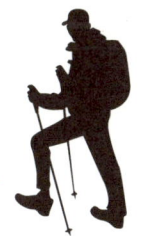

등산은 만만하다? 오르막길보다 내리막길이 편하다? 낮은 산은 쉽다?
많은 사람들이 등산에 대한 편견과 오해에 사로잡혀 있다.
이제부터는 올바른 등산 상식으로
건강의 길을 높이고 등산의 즐거움을 만끽하도록 하자.

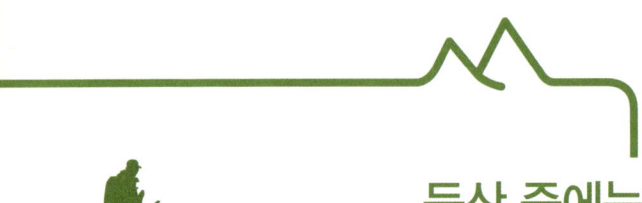

등산 중에는 물을 마시면 안 된다?

등산을 하다보면 근거 없는 유언비어를 철석같이 믿고 있는 사람들이 뜻밖에도 많음을 발견하고 놀라게 된다. 그 중에 대표적인 것이 바로 '등산 중에 물을 마시면 금방 지친다'는 것인데 이는 완전히 잘못된 말이다.

사람이 생존할 수 있는 최소 조건을 일컬어 '333 법칙'이라는 말이 있다. 즉, 사람은 공기 없이 3분, 물 없이 3일, 음식 없이 3주를 생존할 수 있다는 것이다. 사람은 몸의 약 3분의 2가 수분으로 이루어져 있다. 몸무게 60kg인 사람은 약 40kg이 물인 셈인 것이다. 그만큼 물은 생존에 있어 중요하며 절대적인 양이 부족하면 생명이 위험해진다.

강도가 센 유산소 운동인 등산을 하다보면 땀과 호흡 등을 통해 체내의 수분이 다량 빠져나간다. 개인에 따라 계절에 따라 활동량에 따라 날씨에 따라 인체에 필요한 수분의 양이 다르기 때문에 적당한 손실량은 알 수 없지만 특별히 운동을 하지 않더라도 체내의 수분은 빠져나간다. 이때 수분을 공급해주지 않으면 피로감이 커질 뿐만 아니라 체온 조절에 실패하게 된다.

여름에 탈수를 무시한 채 계속 등산을 하면 체온이 급격히 올라 의식이 흐려지고 운동 능력이 현격히 떨어지는 열사병에 걸릴 위험이 높아진다. 반대로 가을, 겨울에 체내에 수분이 부족하면 등산에 필요한 열량을 공급 받지 못하게 되어 체온이 떨어지게 되고 심하면 생명이 위험한 상황에 놓일 수 있다. 저체온증이 발생했을 때 음식 제공에 앞서 보온과 수분 공급을 가장 먼저 하는 이유가 여기에 있다. 그러므로 등산을 할 때는 체내에 적절한 수분을 유지하는 것이 매우 중요하다. 물은 더위와 추위에 관계된 질환 및 고산병의 위험을 줄여줄 뿐 아니라 육체적인 등반 수행 능력도 가능하게 하기 때문이다.

운동 중에 탈수 혹은 전해질 불균형, 젖산 발생으로 인해 생기는 근육 경련 또한 수분과 관련이 깊다. 등산 중에는 장딴지 및 대퇴 근육에 근육 경련이 자주 일어난다. 이런 경우엔 휴식, 마사지, 수분 공급 그리고 젖산을 배설하기 위한 혈액 순환이 중요하다. 근육 경련은 한 번 생기면 계속 생길 수 있어 등반이 불가능해지기 때문에 적절한 수분 공급과 휴식으로 철저한 예방이 필요하다. 근육 경련을 예방하기 위해서는 평소 심폐 기능을 향상시키고 지구력과 운동 능력 그리고 유연성을 증가시키는 운동이 도움이 된다.

수분이 부족해 탈수 현상이 일어나면 우리 몸은 오줌 배설량을 감소시키는 항 이뇨 호르몬을 증가시켜 몸속 수분을 간직하는 데 박차를 가한다. 이 호르몬의 영향으로 등산 후 이틀 정도까지는 마신 물이나 음료가 배설되지 않고 고스란히 몸속에 저장되기 때문에 손발이 붓는 부종이 생길 수 있다.

하루에 최소한 2ℓ 정도의 물을 마시는 것이 좋지만 상황에 따라 더 많은 물을 마셔야 할 때도 있다. 3,000m 이상의 고산 등반의 경우 건조한 공기와 기압의 저하로 수분 손실이 많이 생긴다. 이런 환경에서는 하루에 4ℓ 이상의 물을 마시도록 권장하고 있다. 충분한 수분이 공급되어야 혈액의 점도가 증가하여 생기는 혈전증을 예방할 수 있기 때문이다.

등산 중 소변이 마려울까봐 처음부터 물을 안 마시기도 하는데 이는 잘못된 생각이다. 체내의 수분은 땀·호흡 등으로 빠져나가므로 등산을 시작할 때부터 충분히 수분을 공급해야 앞서 말한 위험을 방지할 수 있다. 목이 마르면 물을 마신다는 생각은 버린다. 반드시 등산을 시작하기 15분 전에 물 1컵을 마셔야 하고, 활동량이나 더위로 인해 수분 손실이 많은 경우 위를 팽창시키지 않은 상태에서 20~30분마다 갈증이 해소되는 정도의 수분을 섭취해야 한다. 한꺼번에 많은 양의 물을 벌컥벌컥 들이켜기보다는 조금씩 여러 차례로 나누어 마시는 것이 바람직하다.

중요한 것은 반드시 갈증을 느끼기 전에 물을 마셔야만 한다는 것이다. 갈증을 느끼면 이미 탈수가 일어나 체내의 수분이 부족한 상태이다. 입이 마르거나, 주기적으로 소변이 마렵지 않거나, 비정상적으로 소변의 색깔이 진하고 냄새가 나는 것은 충분한 양의 물을 마시지 않았음을 의미한다.

적당한 양의 물을 마시는 것만큼 중요한 것이 바로 '어떤 물을 마시는가'이다. 가능하면 맹물보다는 인체의 삼투압과 동일한 물을 마시는 것이 바람직하다. 등산 중에는 시중에 판매되고 있는 이온 음료(일명 스포츠 음료)를 마시는 것이 생수를 마시는 것보다 좋다고 할 수 있다. 체내 흡수도 빠르고, 땀으로 소실된 미네랄·비타민·염분 등의 성분을 포함하고 있기 때문이다. 차·커피·콜라는 이뇨 작용을 하는 카페인 성분 때문에 권하고 싶지 않다. 농도가 진한 주스는 설사를 유발할 수 있기 때문에 예방 차원에서 최소한 50% 정도 희석해서 마시는 것이 좋다. 땀을 많이 흘리는 여름에는 물과 함께 필요시 소량의 식염 등으로도 염분 공급이 충분하다.

제대로 알고 등산하기

- 체내에 적절한 수분을 유지해야만 혈전증 등 탈수로 인한 질병을 막을 수 있다.
- 평소에는 2ℓ 정도의 물을 마시는 것을 권장하나 3,000m 이상의 고산을 등반할 경우에는 4ℓ 이상의 물을 마셔야 한다.
- 등반을 시작하기 15분 전에 물 1컵을, 활동량이나 더위로 인해 수분 손실이 많은 경우 매 20~30분마다 1~1.5컵을 마셔야 한다.

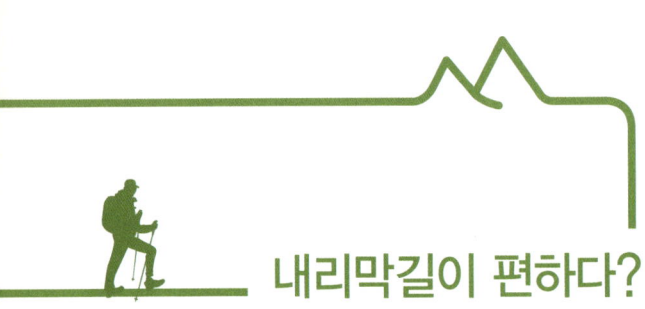

내리막길이 편하다?

사람 마음이 화장실 들어갈 때와 나올 때 하늘과 땅 차이로 다른 것처럼 산에 오를 때는 조심하면서 막상 내려올 때는 방심하여 크고 작은 사고를 당하는 사람들을 심심치 않게 본다. 산을 내려오는 길은 왠지 등산이라는 과제를 완수한 뒤에 주어지는 보너스처럼 느껴지는 것도 사실이다. 그렇지만 그런 단순한 기분에 사로잡혀서는 큰코다친다. 등산을 할 때는 산에 올라갈 때보다 내려올 때 주의를 기울여야 한다. 내리막길은 오르막길보다 숨도 차지 않고 걷기가 수월한 듯하지만 그 속에는 다양한 함정이 숨어 있다.

오르막길은 숨이 가쁘다. 조금만 올라도 심장이 터질 듯 힘이 드는 것은 호흡 및 순환계에 커다란 무리가 가기 때문이다. 하지만 오르막길은 근육계에 큰 부담을 주지 않는다. 반면, 내리막길에서는 호흡 및 순환계에 부담은 적지만 근육계에 큰 부담을 준다. 계단으로 빌딩 꼭

대기까지 올라갔다 엘리베이터를 타고 내려왔을 때와 엘리베이터를 타고 올라갔다 계단으로 내려왔을 때, 근육의 손상 정도는 후자의 경우가 더 높다. 내리막길에서는 허벅지 앞쪽 근육에 과도한 하중이 걸리기 때문에 근육 세포가 다치기 쉽다.

내리막길에서는 무게의 압박을 피할 수 없다. 체중과 배낭의 하중이 무릎, 허리, 발목의 관절에 충격을 가하기 때문에 통증을 유발할 수 있다. 또한 허벅지와 허리 근육에 더 많은 긴장이 생겨서 쉽게 근육이 지친다. 그렇기 때문에 하산 시 근육의 긴장이 풀어져 발을 잘못 디디기도 쉬우며 성급한 마음에 뛰어내려 오다가 다리의 힘이 풀려 무릎이 꺾이면서 십자 인대가 파열되거나 허리를 삐끗하는 등 다양한 부상을 입을 수 있다. 이렇게 보면 산을 오를 때보다 내려올 때 사고가 많은 것이 현실이다.

하산할 때는 경사가 급할수록 걸음의 속도를 늦추어야 하며 산을 오를 때보다 더 자주 휴식을 취해야 한다. 좀 지친다고 느껴지면 휴식을 자주 취하고 음식과 수분을 섭취하여 에너지를 충전하도록 한다. 또한 될 수 있는 한 가볍게 땅을 딛고 무릎을 굽혀 충격을 흡수하도록 한다. 특히 자갈이나 돌무더기가 많은, 이른바 너덜지대를 내려갈 때는 더 조심하여 관절에 충격이 적게 가도록 해야 한다. 발을 너무 뻗쳐서 내디디면 다리와 허리에 무리한 부담을 주므로 주의해야 한다. 보폭은 작게 해서 안정적으로 페이스를 조절한다. 경사가 심한 곳에서는 뒷다리를 많이 굽히고 앞다리는 밟을 곳을 확인해가면서 천천히 내려가야 한다.

내리막길의 충격을 줄이기 위해 과체중이거나 비만인 사람은 정상 체중으로 감량할 필요가 있다. 이들은 관절 및 근육에 과도한 부하가 걸려서 내리막길에서 넘어지거나 미끄러져 다치기 쉽다.

무조건 정상에 오르는 것이 건강한 등산의 본질은 아니다. 산을 온전히 내려와서 안전하게 귀가할 때 비로소 건강한 등산의 의미는 완성될 것이다.

제대로 알고 등산하기

- 내리막길은 체중과 배낭의 하중이 무릎, 허리, 발목의 관절에 충격을 주기 때문에 근육계에 큰 부담을 준다.
- 하산할 때는 보폭을 작게 하고 무릎을 굽혀 착지 시 충격을 흡수하도록 한다.

술은 산행의 윤활유다?

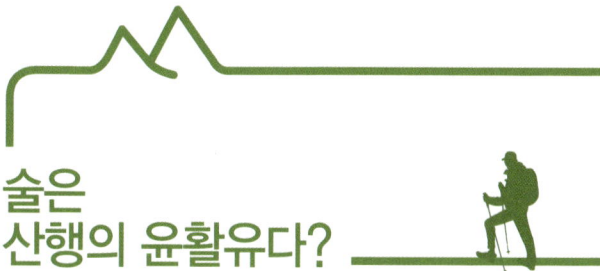

　산에서 음주를 즐기는 사람들이 있다. 그들은 산 정상에서 마시는 술을 '정상주', 하산 길에 마시는 술을 '하산주'라 부르며 천하일미로 꼽기도 하는데, 심지어는 출발할 때부터 '출발주'를 마시는 사람들도 있다. 물론, 적당량의 음주는 혈액 순환을 좋게 하고 기분을 즐겁게 만들어주는 효과도 있다. 그 적당량이란 소주 한 잔, 막걸리 한 사발, 맥주 한 캔 정도이다. 그러나 이것은 실천하기 불가능한 기준이며 위험이 산재해 있는 산에서는 딱 한 잔만으로도 돌이키지 못할 사고를 불러일으킬 수 있다. 취기가 오를 정도의 음주는 멀쩡한 사람을 돈키호테로 변신시킨다. 음주는 기억력과 판단에 지장을 주고 운동 능력, 지구력, 균형 감각 등을 떨어뜨리지만 담력은 키우기 때문이다.

　술은 혈관을 확장시켜 혈액 순환 속도를 느리게 만든다. 그러면 적절한 속도를 유지하기 위해 심장은 더욱 힘차게 뛰고 자연스레 혈압은 높아진다. 음주로 인한 이러한 현상은 이미 산을 오르며 지쳐 있는 심장에 더욱 무리를 주게 되어 심장의 수명을 단축시킨다. 하산 후에 즐기는 음주 역시 등산으로 지쳐 있는 심장이 쉴 여지를 빼앗는다. 이 상태에서 찜질방으로 직행하는 것은 혈관 확장을 가중시키는 위험천만한 행동이다.

알코올을 분해하는 간도 타격을 받는다. 간에서는 운동 중 탄수화물이나 지방으로 글리코겐 등의 운동 에너지원을 만들어내고 운동 피로를 풀어 컨디션을 회복시켜준다. 등산 시 이런 일을 수행해야 하는 간이 알코올을 분해하느라 무리를 하게 되면 간 기능은 자연스레 저하된다.

추운 날씨에 산에서 마시는 술은 몸이 데워지는 듯 착각을 하게 만들지만 그 효과는 일시적이며 혈관을 확장시켜 오히려 저체온증을 불러일으키고 심하면 동사로 이어진다. 등산을 할 때는 땀을 많이 흘리게 되는데 여기에 이뇨 작용이 있는 술을 마시게 되면 마시는 술에 있는 수분보다 많은 양의 수분이 소변으로 배출되어 탈수가 생긴다. 그런 까닭에 과음한 다음날 등산은 하지 않는 것이 바람직하다. 전날의 과음을 통해 신체는 이미 탈수 상태가 되어 있는데 등산으로 땀을 흘리게 되면 설상가상으로 탈수가 심해지게 되는 것이다.

그럼에도 불구하고 '설마' 하는 안일한 생각으로 음주 산행을 하는 사람들이 적지 않다. 대표적인 명산 설악산의 경우만 봐도 그렇다. 설악 119 산악 구조대에 접수된 구조 신고 가운데 2008~2010년까지의 평균 사고 발생을 시기별로 보면, 단풍이 절정을 이뤄 아름다운 10월 한 달 동안 음주 산행으로 인한 사고(31%)가 가장 많으며 그 뒤를 무리한 산행(28%), 실족·추락(14%) 등이 뒤를 잇고 있다. 음주 산행은 음주 운전만큼이나 위험하다는 것을 명심하도록 하자.

제대로 알고 등산하기

- 등산 전, 등산 중, 등산 후에 마시는 술은 심장에 무리를 주고 탈수와 등산 사고의 원인이 된다.

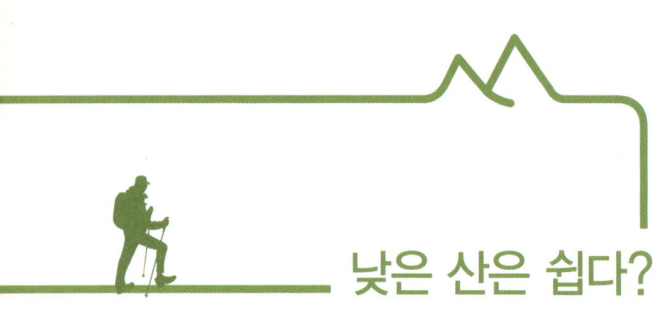

낮은 산은 쉽다?

우리나라에서 등산하기 가장 힘든 산은 한라산이고, 설악산은 그보다 덜 힘들며, 북한산을 오르는 일은 그 두 산에 비해 '누워서 떡먹기'라고 한다면 동의할 사람이 몇이나 될까? 아마 한 명도 없을 것이다. 하지만 낮은 산일수록 오르기 쉽다고 한다면 위의 말에 전적으로 동의할 수밖에 없다. 한라산은 높이 1,950m로 우리나라에서 가장 높고 설악산은 1,708m이며 북한산은 826m이기 때문이다. 그러나 산마다 사람마다 다른 환경과 조건을 갖고 있기 때문에 등산의 어려움을 하나의 기준으로 판단하기는 어렵다. 하물며 그 기준을 높이에만 한정한다는 것은 어리석은 일이다. 다시 말해서 낮은 산이라 해서 결코 쉽지 않다. 낮은 산도 산이기 때문이다.

물론, 낮은 산은 높은 산에 비해서 등산하기 좀 수월하다고 할 수 있다. 고산에서 발생하는 고산병은 우리나라의 낮은 산에서는 발생한

적이 없기 때문이다. 고산병의 증세는 보통 2,500m부터 발생되며 두통, 호흡 곤란, 부종, 구토, 시력 장애, 환각 등을 동반한다. 또한 폐에 부종이 생기는 폐수종이나 뇌출혈을 일으키기도 한다. 이러한 고산병의 징후가 보이면 즉시 낮은 곳으로 하산해야 한다.

고산병의 위험은 없다 하더라도 산에 오르면 눈에 보이지 않는 산소와 기압이 실제로 우리 몸에 영향을 미친다. 우리는 해수면상의 공기 밀도인 1,013mb의 기압에 적응하면서 살고 있으므로 일상생활에서 숨을 쉴 때는 1,013mb의 기압이 폐를 통해 혈액으로 들어가서 산소를 몸속 곳곳에 공급해주고 있다. 그런데 높이 올라갈수록 기압은 떨어져서 폐의 조직을 통해서 필요한 산소를 온몸에 공급하기 힘들게 되고 혈액은 보통 때에 비해 상당히 부족한 양의 산소밖에는 운반해주지 못하게 된다. 그 결과 산소 부족으로 인한 두통, 피로, 호흡수의 증가가 겹치게 된다.

산길을 걷기 시작하면 점차 심장 박동과 호흡이 빨라진다. 이때 운동량이 자신의 심폐 능력 이상으로 커지게 되면 더 이상 숨을 쉴 수 없을 정도로 숨이 차오르고 심장은 마치 터질 것 같아진다. 이렇게 신체에서 요구하는 산소량을 충분히 공급하지 못하면 산소 부족 상태에 이르게 되며 이 상태를 사점(死點)이라고 한다. 의욕이 앞선 나머지 초반부터 빠른 속도로 산행을 하는 사람들은 금세 사점에 이르게 되며 페이스 조절을 못하여 무산소 운동 상태가 지속되면서 체력이 바닥나게 된다.

사점에 가까워지는 것을 느끼면 산행의 속도를 늦추고 심호흡을 해야 한다. 사점은 빨리 도달하는 것보다 서서히 도달하는 것이 좋으며 일단 사점을 잘 극복하면 페이스가 조절되어 발걸음이 한결 가벼워진다. 단, 사점을 극복하기 위해 너무 오랫동안 휴식을 취하면 다시 사점을 겪게 되므로 주의한다.

낮은 산이라고 일상복 차림으로 오르는 것도 좋지 않다. 기능성의 등산복을 갖춰 입고 산의 일기는 예측불허인 경우가 많으니 방수·방풍·보온 의류는 꼭 챙기도록 한다. 방심할 때 더 많이 생기는 사고의 속성을 잊지 말고 만일의 사고에 대비해 주변 사람들에게 산행 장소와 코스를 알려두고 휴대 전화는 배터리를 넉넉히 충전해서 가지고 가도록 한다.

낮은 산에서도 땀을 흘리게 되고 체력 소모가 많아진다는 것을 감안하여 물과 간식을 챙기는 것도 잊지 말도록 한다. 낮은 강도의 등산이라 할지라도 달리기와 조깅에 비해 높은 에너지 소비를 촉진한다.

제대로 알고 등산하기

- 낮은 산이라고 해도 높이 올라갈수록 산소 부족으로 인한 두통, 피로, 호흡수의 증가가 겹치게 된다.
- 사점에는 서서히 도달하도록 하고 사점에 도달하면 산행 속도를 늦추고 심호흡을 하되, 너무 오랜 휴식을 취하지 않는다.

등산을 많이 하면 다리만 굵어진다?

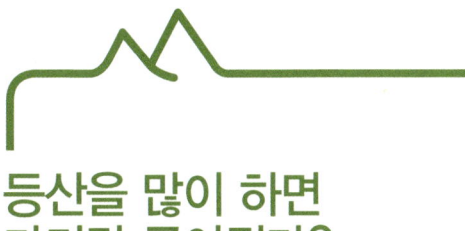

다이어트는 아름다움에 민감한 젊은 여성들 사이에서 최고 관심사 중 하나이다. 높은 관심도만큼이나 다종다양한 다이어트법이 알려지고 있는데 그들의 다이어트 노하우 리스트에서 등산은 환영 받지 못하는 것이 못내 아쉽다. 등산을 많이 하면 다리만 굵어진다는 것이 그 주된 원인인데 이는 오해 중의 오해가 아닐 수 없다.

등산을 많이 하면 다리 근육이 발달하는 것은 사실이다. 그러나 이는 탄력성이 높아진다는 것이지 두꺼워진다는 것은 아니다. 걷기, 조깅 등과 함께 대표적인 유산소 운동인 등산을 하면 지방이 감소되고 다리의 혈액 순환이 원활해지면서 붓기가 빠져 오히려 탱탱하고 날씬한 다리를 만들 수 있다. '연약한 다리'가 아니라 '생기 있는 다리'를 만들어주는 것이다.

이뿐만 아니라 등산이 다이어트에 효과적인 운동이라는 주장을 입증할 증거는 많다. 낮은 강도의 등산이라 할지라도 달리기와 조깅에 비해 높은 에너지 소비를 촉진한다. 4~5kg의 배낭을 매고 등산을 하면 안정 시의 약 7배가 되는 에너지가 소모된다. 등산을 할 때 시간당 소모 열량은 600~1080kcal로 산책(120~300kcal), 빨리 걷기(360~420kcal), 수영(360~500kcal), 달리기(870kcal) 등과 비교해봐도 확실한 차이가 난다. 예컨대 체중이 70kg인 사람이 1시간 동안 등산을 하면 약 735kcal의 열량을 소모하게 되며 이는 일반적인 걷기(시속 3.2km)를 약 3시간 동안 한 것과 같고 1시간에 8~11km를 달리는 것과 같다.

몸 전체에 쌓인 지방을 고루 줄일 수 있다는 점도 등산의 다이어트 경쟁력이다. 등산은 적게는 1~2시간, 보통 4~6시간이 걸린다. 운동을 할 때 우리 몸은 탄수화물, 지방, 단백질 순으로 에너지를 이용하므로 이렇게 운동 시간이 길수록 지방을 태우는 데 유리하다. 의사들이 다이어트를 할 때 유산소 운동을 최소한 30분 이상 하라고 강조하는 것도 이러한 원리에 따른 것이다.

등산은 다이어트의 부작용, 곧 지방과 함께 근육이 소실되어 건강에 좋지 않은 영향을 미치는 것을 예방할 수 있다. 다이어트를 하는 이들에게 근력 운동은 중요하다. 감량 이후의 다이어트 부작용인 요요 현상 없이 줄인 몸무게를 유지하는 데 근력 운동은 필수이기 때문이다. 근육량이 많아지면 같은 양을 먹어도 살이 덜 찌는 체질이 된다. 근육이 늘면 기초 대사량이 증가하는데 1kg의 근육량 증가가 30kcal의 기초 대사량 증가를 가져온다.

등산은 돌·바위 등 다양한 요소와 오르막과 내리막 지형을 갖추고 있어 같은 근육만 반복적으로 사용하는 다른 운동에 비해 다양한 부위의 근육이 발달한다. 특히 인체에서 가장 중요한 파워존(몸통 아래쪽과 엉덩이, 그리고 대퇴를 통칭하는 부위)을 강화시켜준다.

제대로 알고 등산하기

- 등산은 다른 운동에 비해 에너지 소비가 높고 몸 전체의 지방은 줄어드는 반면에 근육은 늘어나 건강한 다이어트법으로 불릴 만하다.

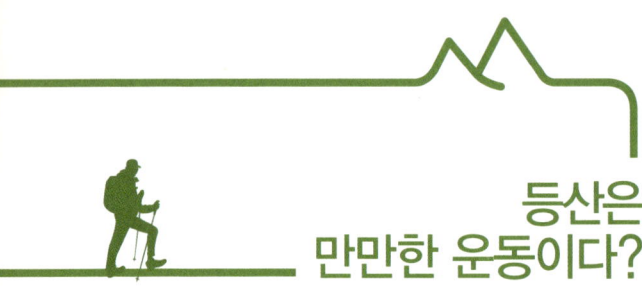

등산은 만만한 운동이다?

많은 사람들이 건강을 생각해서 등산을 한다고 말한다. 그런데도 산을 오르다보면 등산을 운동이 아닌 놀이 또는 가벼운 여행으로 생각하는 사람들이 뜻밖에 많다는 것을 알게 되어 놀라곤 한다. 특별한 장비와 규칙 같은 것도 없는 듯하고 그야말로 걸을 수만 있다면 누구나 할 수 있다고 생각하는 것이다. 게다가 맑은 공기를 마시며 수려한 자연의 품에서 즐거움을 만끽한다는 점도 톡톡히 작용하는 듯하다.

다른 운동과 달리 걷기가 주를 이루는 운동인 등산은 강도 높은 스피드와 근력을 필요로 하지 않는다고 생각할 수도 있다. 그러나 한 번 산에 오르려면 그 어떤 운동보다 시간이 많이 걸리고 달리기나 수영보다 시간당 열량 소모량도 많아 근력과 지구력 등 적절한 체력이 뒷받침되어야 한다. 자신의 체력 조건에 맞지 않는 무리한 등산은 부상의 위험을 높인다.

산은 아름답지만 곳곳에 위험 요소가 있다. 갑작스런 폭우를 만날 수도 있고 짙은 안개에 휩싸이기도 하며 산사태를 맞닥뜨릴 수도 있다. 하지만 위험에 직면해도 즉각적인 의료 서비스를 받기가 어렵다. 때문에 의사들은 등산을 가장 위험한 운동 가운데 하나로 꼽는다.

등산은 본질적으로 건강 증진에 좋은 운동이지만 만만하게 생각하면 오히려 건강을 해칠 수 있다. 얼마 전 대학 산악부 시절부터 친구였고 같은 의사의 길을 걷고 있는 친구 하나가 발목 골절을 입었다. 등산 경력이 40년에 가까운 그 친구는 베테랑 산악인으로 우리나라의 거의 모든 산을 섭렵했고 티베트의 고산준봉 길에도 올랐었다. 지금도 매주 1회 산을 오르면서 단 한 번도 가벼운 부상조차 입지 않던 그가 산에서 부상을 입어 병원을 오다니, 지인들 사이에서는 놀랄만한 일이었다.

청계산에 오른 뒤 하산하여 집으로 향하던 길에서 그는 골절을 입었다. 일행과 담소를 나누며 길을 걷다가 누군가 불러서 뒤를 돌아보는 순간, 움푹 패인 보도블록에 발이 빠졌고 발목이 골절되었던 것이다. '산 사나이'라 불리던 그가 부상을 입은 사건은 집에서 산에 갔다가 다시 돌아오기까지 결코 방심해선 안 된다는 것을 보여준다.

등산을 할 때는 골절에도 주의를 기울여야 한다. 50세가 넘으면 균형 감각이 현격히 떨어지는데 특히 여성은 폐경으로 골밀도까지 급격히 떨어져 가볍게 넘어져도 골절 등 큰 부상으로 이어질 수 있으므로 주의해야 한다. 남성이라고 해서 골밀도의 안전지대에 있지 않으므로 60세가 넘으면 골밀도 검사를 받아보도록 한다.

여성은 근육량이 남성의 절반 정도이므로 근력과 지구력이 남성의 70% 정도에 불과해 오래 걷지 못하고 금세 지치게 되므로 평소 근지구력을 키워주는 걷기, 수영 등의 유산소 운동을 꾸준히 하는 것이 중요하다. 건강해 보이는 20대 젊은 여성일지라도 평소 운동을 거의 하지 않고 무리한 다이어트 등으로 체질량 지수가 18.5kg/m^2로 적어 보통 여성의 체질량 지수인 20~25kg/m^2에 미치지 못하면 뼈 생성을 돕는 여성 호르몬 분비도 적어져 골밀도가 약해지기 때문에 부상의 위험이 있는 무리한 등산은 삼가야 한다.

제대로 알고 등산하기

- 등산은 시간이 많이 걸리고 열량 소모량도 많아 근력과 지구력 등 적절한 체력이 뒷받침되어야 하는 운동이다.
- 곳곳에 위험 요소가 있고 기후가 일정하지 않기 때문에 의사들은 등산을 가장 위험한 운동 중 하나로 본다.

맨발로 걷기, 뒤로 걷기는
건강에 좋다?

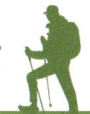

　　　　　　다양한 매체에서 실시간 정보가 넘쳐나는 요즘에는 건강 정보도 봇물처럼 쏟아지고 있다. 등산의 기본은 걷기인데 걷기의 방법 또한 여러 매체를 통해 다양하게 소개되고 있다. 그 가운데 요즘 산에서 심심치 않게 볼 수 있는 모습이 맨발로 걷거나 뒤로 걷는 방법이다. 맨발로 걸으면 발을 마사지하는 효과가 더 높을 것 같고 뒤로 걸으면 평소 앞으로만 걸을 때 사용하지 않던 근육과 관절을 다른 방향으로 쓰게 되어 신체의 균형 있는 발달을 도모할 수도 있다고 하니 그럴 듯해 보인다. 그렇지만 결론적으로 말해서 등산을 하면서 맨발로 걷거나 뒤로 걷는 것은 득보다 실이 많다.

　무엇보다 먼저 부상의 위험이 높다. 나뭇가지, 식물의 가시, 돌부리 등이 즐비한 산길을 맨발로 걸으면 크고 작은 상처를 입기 쉽다. 또 경사가 많은 산에서 뒤로 걷다 잘못해 넘어지면 크게 다칠 수 있다. 산길에서 맨발로 걷다가 상처를 입으면 그곳을 통해 파상풍균이 침입할 수도 있다. 당뇨가 있는 사람은 면역력이 떨어지고 혈액 순환이 잘되지 않아 발에 작은 상처를 입어도 조직이 괴사되며 심하면 발을 절단할 수도 있는 당뇨족으로 발전하기 십상이므로 맨발로 걷기는 삼가야 한다.

그럼에도 불구하고 꼭 맨발로 걸어야겠다면 산길이 아닌 부드러운 흙이 깔려 있는 집 주변 공원 등을 선택하도록 한다. 요즈음은 많은 공원에 맨발 지압 보도가 있으니 그것을 이용하는 것도 좋은 방법이다. 그러나 만일을 대비해서 핀셋과 소독약, 일회용 밴드를 휴대하도록 한다. 발에 이물질이 박히거나 자갈 등에 쓸려서 상처를 입게 되면 현장에서 바로 이물질을 핀셋으로 뽑아내고 상처를 소독한 다음 일회용 밴드를 붙인다. 맨발로 걷는 시간은 30분 정도가 적당하고 걷기를 마친 후에는 바로 집으로 가서 발을 깨끗이 닦고 보습 로션을 바르도록 한다.

뒤로 걸을 때도 장애물이 없는 평지를 선택해야 한다. 사실 차별화된 운동 효과를 기대하기는 어렵다. 앞으로만 걸어도 허벅지 앞뒤 근육이 함께 움직이며 뒤로 걸을 때는 단지 허벅지 뒤 근육이 먼저 움직이는 작은 차이가 있을 뿐이다.

산에 가면 나무의 기운을 얻는다면서 온몸을 나무에 부딪치는 사람이나, 팔을 몸 앞뒤로 휘저으며 박수를 치면서 오르는 사람도 종종 보게 되는데 이 역시 권하고 싶지 않다. 일시적인 마사지 효과로 잠시 시원하다고 느낄 수 있을지는 모르지만 골다공증 환자의 경우 척추 골절이 생길 수 있으므로 나무에 몸을 부딪치는 행동은 하지 말아야 한다. 시원한 마사지 효과를 원한다면 쉬는 시간에 산행 동료들과 돌아가며 안마를 해주거나 하산 후 집에서 온찜질을 하는 편이 낫다.

제대로 알고 등산하기

- 맨발로 걷는 부드러운 흙이 깔려 있는 곳이나 맨발 지압 보도가 있는 집 주변 공원 등에서 30분간 하는 것을 추천한다. 만일을 대비해 구급약을 소지하는 것도 잊지 말자.
- 뒤로 걸을 때는 장애물이 없는 평지에서 걷는 게 좋다.
- 나무에 등을 부딪치거나 박수를 치는 것보다 안마를 하거나 온찜질을 하는 편이 낫다.

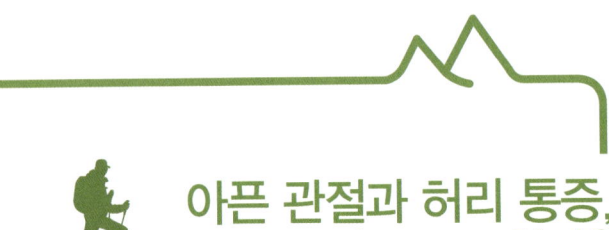

아픈 관절과 허리 통증, 등산으로 고친다?

　　　　　　　등산은 관절 건강에 좋은 운동이다. 그러나 자갈길과 계곡 등이 많고 경사가 있는 산은 약해진 관절에 무리를 주고 염증을 악화시킬 수 있다. 골절로 인한 관절염이나 류마티스 등의 질환으로 인한 관절염의 경우 관절 연골의 손상은 이런 충격으로 악화될 수 있다.

　관절염 환자는 체중이 직접 관절에 미치지 않는 운동을 통하여 심폐 기능 항진과 체중 조절이 선행되어야 한다. 체중을 줄이고 근력을 강화시켜 관절 연골에 미치는 하중을 줄일 수 있다면 경사가 완만한 등산로에서의 등산은 추천할 만하다.

　무리한 하중이 관절에 작용하게 되면 관절을 싸고 있는 활액막에 염증성 반응이 생겨 활액막이 두꺼워지고 관절 내에 물이 생기게 된다. 체중 등의 하중이 관절에 미치지 않는 상태에서 근력을 강화시키는 수영이나 자전거 타기 등의 운동을 꾸준히 하면 이를 방지할 수가 있다.

그렇다면 관절이 아픈 사람들은 운동을 하지 말아야 할까? 절대 그렇지 않다. 강조하건대 관절염에 가장 좋지 않은 것은 운동을 하지 않는 것이다. 관절 질환을 앓고 있는 사람이라면 가파른 경사의 등산로보다는 경사가 완만한 등산로를 선택해 걷기 운동을 하는 것이 더 바람직하다. 관절에 미치는 충격을 완화하기 위해 아스팔트보다는 흙이 깔려 있는 길을 택하며 3km 미만의 길이를 1시간 이내로 산책하는 것이 좋다.

걷기 운동은 아픈 관절에 좋은 효과를 나타낼 수 있다. 걷기 운동을 하면 허벅지 앞쪽 근육(대퇴사두근)이 강화된다. 이 근육은 몸무게를 지탱하고 발이 땅에 닿을 때의 충격을 흡수하는 등 무릎 관절을 보호하는 데 큰 역할을 한다. 과체중은 관절에 무리를 주는 요인 가운데 하나인데 꾸준한 걷기 운동은 체중을 줄이는 데에도 효과적이다.

관절과 마찬가지로 등산은 허리 건강에 좋은 운동이지만 허리 통증을 겪고 있는 사람은 자제해야 한다. 또한 평소 운동량이 절대적으로 부족하고 허리가 약한 노년층은 주의를 기울여야 한다. 건강한 사람들에게 등산은 척추를 지지하는 허리 근육과 하체 근육을 강화하는 운동이다. 그러나 허리 통증을 앓고 있거나 허리가 약한 사람들은 관절 주위의 근육 · 인대 · 관절낭이 굳어져 있어 무턱대고 등산을 하면

혹 떼려다 혹 붙이는 낭패를 볼 수 있다.

올봄, 병원을 찾은 50대 환자가 떠오른다. 지난해 가을부터 허리에 통증을 느끼기 시작했다는 그는 날이 풀릴 무렵부터 친구들의 권유로 등산을 시작했다고 한다. 등산을 하면 허리 통증이 완화될 거라 기대했는데 좀처럼 나아질 기미가 보이지 않았다는 것이다. 그래서 습관적으로 통증이 있는 부위에 파스를 붙이게 되었는데 그때만 잠시 시원할 뿐 시간이 지나면 통증은 여전했다고 한다. 그러던 그가 산에 올랐다가 결국에는 친구 등에 업혀 내려와 의사인 나를 찾아왔다. 그는 격심한 허리 통증과 걸을 때마다 엉덩이와 다리가 심하게 저리고 찌르는 듯한 통증이 강하게 나타난다고 호소했다.

MRI 촬영 결과, 척추관 협착증과 허리 디스크가 동시에 발병한 것으로 판단되었다. 척추 신경이 지나가는 통로가 좁아진데다가 허리 디스크가 터져 신경을 누르고 있었다. 통증이 일어난 초기에 병원을 찾아와 적절한 운동을 처방 받아 꾸준히 했더라면 최후의 선택인 수술은 피할 수 있었을 것이다.

허리 통증이 있을 때 운동량을 갑자기 늘리면 근육이 심하게 긴장하여 근육 경직이 일어난다. 이때는 충분한 휴식을 취하며 근육을 풀어줘야 하는데 이를 무시하고 운동을 계속하면 근육 경직이 심해지고 척추뼈에도 영향을 끼쳐 척추의 노화 현상이 일어난다.

허리 통증이 있는 사람에게도 운동은 꼭 필요하다. 하지만 자신에게 알맞은, 무리를 주지 않는 운동을 선택해 꾸준히 하는 것이 중요하다. 요통을 완화하기 위한 운동은 관절염 환자와 비슷하다. 경사가 완만한 길을 선택해서 걷기 운동을 하는 것이 효과적인데 왕복 1시간 정도 걸리는 낮은 산을 일주일에 3~4회 오르는 것도 추천할 만하다.

 운동 후 아픈 것은 운동 부족으로 생기는 것이며 우리 몸이 건강해지는 과정 중의 하나이므로 아파도 계속 등산을 해야 한다고 생각하는 사람들이 있는데 이 역시 위험한 발상이다. 운동 후 갑자기 관절이나 허리에 통증이 생긴 환자들은 운동량을 줄여야 한다. 또한, 운동 전후에는 반드시 스트레칭을 해 유연성과 근력을 키워야 한다. 그래도 통증이 지속된다면 운동을 멈추고 충분한 휴식을 취해 근육과 인대의 긴장을 풀고 병원을 방문하여 치료를 받도록 한다.

제대로 알고 등산하기

- 관절 통증과 허리 통증을 앓고 있는 사람은 흙이 깔려 있고 경사가 완만한 3Km 미만의 길을 1시간 이내로 산책하는 것이 좋다.
- 운동 후 통증이 지속된다면 운동을 멈추고 충분한 휴식을 취해 근육과 인대의 긴장을 풀어준 뒤 병원을 방문하여 적절한 치료를 받아야 한다.

Chapter 03

건강한 등산이
내 몸을 살린다

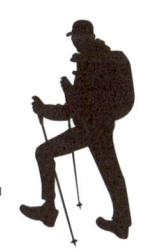

산은 정신적으로나 육체적으로나 우리에게 긍정적인 영향을 미친다.
하지만 평소 운동을 하지 않거나 무리한 강도의 등산을 하는 사람들에게는
씻을 수 없는 상처와 질병을 안겨준다. 등산에 대한 올바른 이해와
실천이야말로 우리들에게 '건강'을 안겨줄 것이다.

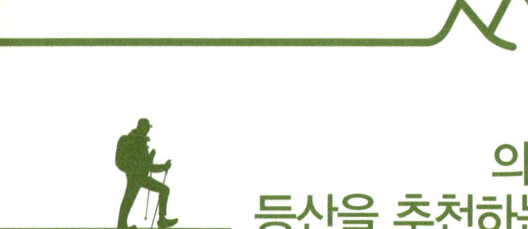

의사들이 등산을 추천하는 이유

 "산은 모든 사람에 대한 대답을 가지고 있다. 그곳에는 매일 새로운 해답이 있다."

 세계적인 등반가 라인홀트 메스너의 말이다. 이는 '등산이 건강에 얼마나 유익한가?'라는 질문에 가장 적절한 답이라고 생각한다. 등산은 그야말로 무소불위(無所不爲)의 운동으로서 우리 몸 전반에 걸쳐 좋은 영향을 미칠 뿐만 아니라 정신 건강에도 매우 유익하다.

 의사로서 추천할 수 있는 운동은 크게 심폐 기능 항진 운동, 근력 강화 운동, 유연성 운동의 세 가지로 나눌 수 있다. 무엇보다 먼저 등산은 걷는 운동이기 때문에 심폐 기능 항진 효과를 얻을 수 있고, 배낭을 등에 져야 한다면 이는 근력 강화 운동일 것이다. 또한 산행을 할 때 뼈에 적당한 부하가 발생하면서 골밀도가 증가하게 되므로 골다공증을 예방할 수도 있다. 보통 등산 전에 스트레칭을 한다면 이것이 유연성 운동이나 다른 종류(심폐 기능 항진, 근력 강화)의 운동에 비하면 그 정도가 미약해 유연성 운동은 별도로 해야 할 것이다. 유연해야 사고의 발생을 줄일 수 있는 것은 당연하다.

아름답고 건강한 자연과 더불어 하는 운동인 등산은 그 어떤 운동보다 다양한 이점이 있다. 산에 따라 고도나 걷는 방법 등의 변수가 다양하므로 매번 지루하지 않고 흥미롭게 운동을 즐길 수 있다. 사철 색다른 아름다움을 선사하는 산을 마음껏 즐길 수 있으며 자신만의 데이터베이스를 구축하는 재미도 커진다. 등산 경험을 토대로 시간과 코스를 잘 기억해 정리하다보면 건강도 챙기고 산에 대한 지식도 넓혀갈 수 있다. 여기에 동료에 대한 배려와 겸손함까지 갖춘다면 더욱 좋을 것이다.

순환기 질환에 좋다

등산은 유산소 운동이므로 순환계와 호흡계에 적절한 자극을 주어 심장과 폐의 기능을 향상시킬 수 있는 전신 운동이다. 등산을 하게 되면 심장의 용적이 커지고 탄력성이 증가하며 혈관이 깨끗해져 혈압이나 콜레스테롤 수치가 떨어지는 효과를 기대할 수 있으며 세포에서 산소를 이용하는 효율도 높아진다. 미국 심장 학회에서 발표한 연구 결과에 의하면 알프스 등산객들의 콜레스테롤과 혈중 지질 농도가 3개월의 등산 활동 이후 크게 감소했다.

내분비 질환에 좋다

등산은 당뇨병의 예방과 개선에도 도움을 주어 체내 혈당을 제거하고 당내성을 감소시킨다. 또한 근력과 근육량을 증가시켜 안정 시 혈당의 감소 효과를 얻을 수 있다. 특히 식사 후 하는 등산은 혈당 감소에 큰 도움을 준다. 단, 당뇨병 환자는 식사를 마치고 1~2시간 후, 인슐린 주입 후 1시간이 지난 다음에 등산을 시작해야 한다.

골·근육 질환에 좋다

산을 오르고 내릴 때 근육을 골고루 사용하게 되므로 근육 발달을 도모할 수 있다. 체중이 실리는 등산은 뼈를 만드는 조골 세포를 활성화하여 뼈의 밀도를 높이고 뼈를 전체적으로 튼튼하게 만든다. 특히 등산을 통해 충분히 쐬게 되는 햇볕은 비타민D를 생성시켜 뼈 건강에 더욱 좋다.

소화기 질환에 좋다

등산은 칼로리를 소모시켜 식욕을 높이며 이는 활발한 위장 운동을 도모한다. 이로써 역류성 식도염, 위염, 변비 등의 소화기 질환 증상이 호전된다. 또한 불면증을 해소하고 숙면을 도와 잠자리에서 일어나면 몸이 가볍고 상쾌해지므로 신경성 위장 장애도 해소할 수 있다.

호흡기·감염·알레르기 질환에 좋다

　울창한 숲이 주는 장점도 한두 가지가 아니다. 숲이 내뿜는 피톤치드와 테르펜은 나무와 식물이 해충이나 곰팡이에 저항하려고 스스로 만들어 발산하는 휘발성 물질로, 각종 살균 및 노폐물 배출 작용이 있어 감염 질환·아토피성 피부염·천식 치료에 도움이 된다. 또한 신진대사를 원활하게 하며 심신의 긴장을 풀어주고 안정시킨다. 삼림욕 후의 이러한 효과는 7일 정도 지나도 계속된다고 한다. 삼림욕은 때와 장소를 잘 선택하면 그 효과를 더욱 높일 수 있다. 여름날 오전 10~11시, 장소는 산 정상보다는 산 중턱이 좋으며 삼림의 100m 정도 안쪽이 좋다. 또한 활엽수림보다는 침엽수림 지대에서 산소와 피톤치드가 다량 방출되니 등산할 때 참고하자.

류마티스 질환에 좋다

　등산은 스트레스 해소를 통해 류마티스 등 자가 면역 질환의 치료와 예방에 도움이 된다. 또한 대퇴부 근육을 강화·유지시켜주며 무릎·발목 등의 근골격계를 강화하고 유연하게 만들어 퇴행성 관절염의 예방에 도움을 준다.

신장 질환에 좋다

　등산은 고혈압, 당뇨병 등 신장 질환을 야기하는 1차적인 근본 원인을 차단한다. 또한 신진대사가 좋아져서 혈액 순환이 활발해지고 땀을 통해 몸속에 쌓인 노폐물이 배출되는 기능이 활발해진다.

혈액 종양 질환에 좋다

등산은 만병의 근원인 스트레스를 해소하는 한편, 숙면을 유도하고 몸의 호르몬 대사를 조절하여 암을 예방하는 효과를 기대할 수 있다.

면역력에 좋다

만병의 근원으로 불리는 스트레스는 면역력과 서로 반비례한다고 보고되고 있다. 등산을 하게 되면 자연스레 삼림욕을 하는 효과를 얻을 수 있는데 이때 인체의 변화를 측정해본 결과 면역력의 지표인 NK세포(혈액 내 백혈구의 일종으로 암세포를 직접 파괴하는 면역 세포)가 활성화되고 그 수도 증가하는 것으로 조사된 바 있다.

숲에서의 보행은 도시에서보다 알파파의 발생량을 증가시킨다. 알파파는 편안한 상태에서 주로 나타나는 뇌파로 후두부에서 주로 나오며 알파파가 증가되면 집중력, 기억력, 지구력이 향상되는 것으로 알려져 있다.

숲이 방출하는 음이온을 온몸에 흡수하게 되면 피로 물질이 쌓여 산성화된 혈액이 약알칼리성으로 변하고 감마글로불린이 증가하여 면역력이 강화된다.

정신 건강에 좋다

산은 정신적인 건강함을 준다. 자연 속에서는 육체적으로 힘들 때 사회 속에서 만들어진 사물, 또는 행위에 대한 생각이 중지되기 때문에 정신적인 건강을 얻을 수 있다. 등산 활동을 포함한 산림 치유 프로그램이 알코올 중독자와 우울증 치료에 상당한 효과가 있다는 연구 결과도 있다. 그에 따르면 등산한 다음날 혈액 속 베타 엔도르핀 양이 등산 전보다 10~20% 상승하는 것으로 조사됐다.

다이어트에 좋다

산의 높이와 지형 등에 따라 다르겠지만 일반적으로 등산을 할 때의 운동 강도는 최대 유산소 능력(산소 섭취량)의 50~90% 정도에 달한다. 4~5kg의 배낭을 매고 등산을 하면 안정시의 약 7배가 되는 에너지가 소모되어 비만 예방과 평소 체중 관리에 효과가 있다.

피부 건강에 좋다

피부는 땀을 내어 체온을 조절하며 세균과 바이러스, 곰팡이 등으로부터 몸을 보호하는 등 중요한 기능을 하는 기관이다. 난방기와 에어컨에 의존하고 운동을 하지 않는 습관은 피부의 모세 혈관을 퇴행시킨다. 인체의 최전방에 있는 피부까지 모세 혈관이 잘 뻗어있지 않으면 자연히 피부의 기능이 약화된다. 효과적인 유산소 운동인 등산을 꾸준히 하게 되면 운동을 하지 않을 때보다 30~50배의 비율로 모세 혈관이 늘어나 피부가 건강해진다.

등산은 혼자 즐길 수도 있으나 다른 사람들과 같이할 때 더 많은 만족감을 가질 수 있다. 타인과 더불어 즐기는 등산은 겸손과 존중을 기반으로 하는 다른 사람과의 건강한 관계를 요구한다. 즉, 이것은 사회적인 건강함일 것이다. 이처럼 등산은 육체적, 정신적, 사회적으로 건강함을 주며 이는 세계 보건 기구가 말하는 건강의 조건, 즉 '질병이나 손상이 없을 뿐만 아니라 신체적, 정신적, 사회적으로 완전히 안녕한 상태'를 모두 제공하고 있다.

제대로 알고 등산하기

- 등산은 순환기, 내분비, 뼈·근육, 소화기, 호흡기, 감염·알레르기, 류마티스, 신장, 다이어트, 혈액 종양, 정신 건강, 면역력에 긍정적인 영향을 미친다.

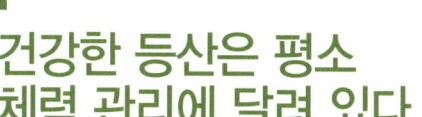
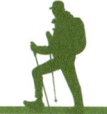

건강한 등산은 평소 체력 관리에 달려 있다

등산은 일주일에 한두 번만으로도 건강 증진 효과를 얻을 수 있다는 것이 상식이다. 그러나 보다 정확하게는 등산을 통해서 건강 증진 효과를 보기 위한 시간을 일반적으로 말할 수 없음을 밝혀둔다. 건강에 별 지장이 없는 사람과, 체력이 약하거나 특정 질환이 있는 사람이 등산을 한다면 전자는 건강 증진 효과를 볼 것이나 후자는 역효과를 볼 가능성이 높다.

헬스 클럽에서 운동하는 경우 힘들면 그만하고 집으로 오면 된다. 하지만 등산은 산이 있는 곳으로 가야 하고 올라가면 반드시 내려와야 한다. 등산 코스를 무리하게 선택하면 건강을 해치는 지름길을 걷는 것과 매한가지이다. 그러나 외래 진료 중에 요통이나 관절 통증을 호소하는 환자들에게 "평소 무슨 운동하시는지요?" 하고 물으면 "매주 산에 가는데 왜 아픈지 모르겠다"라고 말한다.

등산을 건강하게 하려면 무리 없이 등산을 할 수 있도록 평소에 육체적으로 미리 준비를 한 후 등산을 해야 한다. 이는 낮은 산뿐만 아니라 히말라야의 고산에서도 적용되는데 체력 상태, 보행 속도, 운행이 가능한 시간, 장비 상태 등을 고려하여 전진과 후퇴를 현명하게 결정하지 못하면 귀한 신체의 일부 혹은 목숨을 잃게 된다.

따라서 건강을 위한 등산을 하기 위해서는 운동의 선택과 그 강도가 중요하다. 최대 맥박수의 65~75%가 일반적인 운동의 강도이며 40세의 경우 1분에 126회, 즉 10초에 21번 맥박이 뛰도록 해야 신체에 무리를 주지 않고 효과적으로 운동을 할 수 있다.

평소 운동을 하지 않는 사람들은 대부분 뼈가 약한 편인데다가 관절 주위의 근육·인대·관절낭이 굳어져 있기 때문에 무리한 산행은 피해야 한다. 평상시 운동을 하지 않다가 주말에만 등산을 하는 경우 큰 운동 효과를 기대하기는 힘들다. 주중에 최소한 3회 이상 걷기, 자전거 타기, 수영 같은 유산소 운동을 하여 심폐 기능과 근력을 키워둬야 주말 등산이 보다 효과적이다. 틈틈이 가벼운 아령이나 물통 들기 같은 무산소 운동으로 근육을 단련하는 것도 바람직하다.

평지에서는 허벅지 근육을 많이 사용하지 않지만 등산에서는 집중적으로 사용하게 되므로 평소 강화해둬야 한다. 양발을 어깨너비로 벌리고 천천히 무릎을 90°까지 굽히는 이른바 '기마 자세'를 반복하면 허벅지 힘이 길러진다. 허벅지 근육을 키우고 산행 중 종종 일어나는 종아리 경련을 예방하는 데는 계단을 오르내리는 운동이 효과적이다. 평소 발뒤꿈치를 들어 올리는 운동을 반복하면 종아리 근육이 단련된다.

산행에서 균형 감각은 사고를 예방하는 제일의 방패라고 할 수 있다. 선 자세로 고개를 위로 쳐다보고 몸을 흔들리지 않게 유지하거나, 눈을 감고 한 발로 서는 자세를 반복하면 균형 감각을 기를 수 있다. 이러한 운동은 일주일에 한 번 몇 시간씩 몰아서 하는 것보다 매일 30분~1시간 정도 시간을 내서 꾸준히 하는 것이 훨씬 효과적이다.

제대로 알고 등산하기

- 등산을 통한 건강 증진 효과를 거두기 위해서는 평소 체력을 관리해둬야 한다.
- 일주일에 3회 이상 걷기, 자전거 타기, 수영 같은 유산소 운동을 하면 심폐 기능과 근력을 키울 수 있다.
- 평소 기마 자세로 허벅지 근육을, 계단 오르내리기와 발뒤꿈치 들어 올리기로 종아리 근육을, 눈 감고 한 발로 서기로 균형 감각을 기른다.

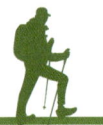
먹는 것에 따라
등산의 질이 좌우된다
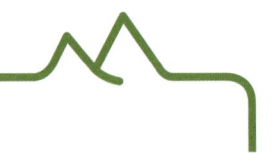

산에서 좋아하는 음식을 먹는 것은 등산에서 빼놓을 수 없는 즐거움이다. 시간과 운송 수단이 허락한다면 무엇이든 가져가도 좋겠지만 직접 배낭에 넣어 가야 한다면 6대 영양소(탄수화물, 지방, 단백질, 비타민, 무기질, 물)를 고루 포함하고 있으며 가볍고 오래 보관이 가능하며 고칼로리여야 할 것이다. 등산은 많은 칼로리가 필요한 운동으로 성인 남자의 경우 1일 칼로리 요구량은 2,700kcal이나 등산 시에는 약 6,000kcal를 필요로 한다.

산행 중에 간편하게 먹는 행동식(운행식)은 한 끼분의 식사만으로 충분한 양과 질을 갖췄다는 점에서 간식과 구분된다. 당일치기 산행의 행동식으로는 주먹밥, 빵, 감자, 고구마, 오이, 사과, 방울토마토 등 좋아하는 음식을 간단하게 준비해 가는 것이 좋다. 1박 이상 계획하는 산행에서는 그 양이 적절해야 하고 잘 부패하지 않는 것으로 골라야 하는데 바게트, 건빵, 시리얼, 과일 통조림 등이 적합하다. 며칠씩 하는 산행에서는 행동식을 간편한 지퍼백에 잘 분리해서 담고 겉에 무엇이 들었는지 표기하는 것이 좋다.

비상식량으로는 탄수화물 함량이 높은 말린 과일, 엿, 양갱, 사탕, 초콜릿, 캐러멜 등과 지방이 풍부한 호두, 잣, 땅콩, 아몬드 등의 견과류를 준비하는 것이 좋다. 단백질 식품으로는 치즈, 육포, 햄, 소시지 등을 추천한다. 과자는 물이 많이 먹히므로 선택적으로 준비하는 것이 좋다.

모든 식량은 무게와 쓰레기를 줄이기 위하여 포장지는 미리 버리고 내용물만 가져가며 비상식량은 각자 개인이 휴대한다. 피해야 할 음식으로는 소화가 잘 되지 않는 음식, 쓰레기가 많이 생기는 음식, 빨리 부패하는 음식, 기름진 음식 등을 들 수 있다. 이렇게 적절한 등산 음식을 준비했으면 제대로 먹는 법을 익혀야 한다. 그 방법을 살펴보자.

배고프기 전에 먹는다

저체온증이나 탈진으로 구조된 사람의 배낭에는 먹을 것이 많다는 공통점은 아이러니가 아닐 수 없다. 산에서 음식을 먹는 첫 번째 수칙은 바로 배고프기 전에 먹어야 한다는 것이다.

등산은 에너지 소비가 많은 운동인데 장시간 산을 오르내리면 식욕이 억제되는 현상이 나타난다. 먹어야 할 시기를 놓치면 몹시 지쳐서 입맛을 잃게 되고 만다. 또한 탈진한 상태에서는 음식을 먹어도 흡수가 잘 되지 않는다. 그러므로 지치기 전에 음식을 소화시킬 수 있는 에너지가 남아 있을 때 먹어야 한다.

두 시간에 한 번 정도로 조금씩 자주 먹는다

산에서는 한꺼번에 많이 먹기보다는 자주 먹어야 한다. 국제 산악 연맹 의료 위원회에서는 최소한 두 시간에 한 번씩 음식을 섭취할 것을 권장하고 있다.

음식을 한꺼번에 많이 먹으면 산행이 버겁다. 인체는 운동할 때나 소화시킬 때 모두 산소를 필요로 한다. 사람이 들이마실 수 있는 산소는 한정되어 있다. 음식을 많이 섭취하여 소화하는 데 많은 산소를 쓰고 있는 상황에서 운동까지 하면 산소가 부족한 상황에 이르게 되어 평소보다 숨이 더 가빠 걷기 힘들어진다. 쇠고기, 돼지고기 등 육류는 체내의 산소 소비량을 더욱 높이므로 삼간다.

고탄수화물 식사를 한다

등산 중 음식을 먹을 때는 탄수화물을 반드시 섭취해야 몸이 축나지 않는다. 등산을 할 때 에너지 사용 과정을 살펴보면 초기에는 혈액 내의 포도당, 근육과 간에 저장된 글리코겐을 사용하다가 체온이 올라가면서 지방이 에너지원으로 사용된다. 이때 반드시 탄수화물이 있어야 지방의 에너지 전환이 이루어진다.

탄수화물이 고갈된 상태에서 산행을 지속하면 인체는 근육 단백질을 소모하기 시작한다. 이는 급격한 체력 저하로 이어져 위험한 상황에 노출되기 쉽다. 저탄수화물 식사를 하면 근육 손상이 2배 이상 크다는 보고도 있다. 적절히 탄수화물을 섭취하지 않고 등산을 지속하면 건강해지기 위해 오른 산에서 근육을 잃는 일이 생길 수도 있다.

근육 단백질에는 질소가 포함되어 있는데 근육이 연소되면서 많은 양의 질소 화합물이 노폐물로 발생한다. 질소 화합물은 신장에서 여과하여 오줌으로 배출되는데 필요 이상으로 과다한 단백질을 분해하면 신장에 상당한 부담을 주게 된다.

탄수화물은 단백질, 지방과 함께 3대 열량 영양소이다. 탄수화물은 같은 열량 영양소인 단백질, 지방보다 더 큰 지구력을 발휘할 수 있게 해준다는 점에서 끈기의 근원이라 할 수 있으며 지구력이 관건인 등산에 아주 중요한 영양소이다.

우리가 섭취한 음식이 열량으로 바뀌는 산화 과정에서 산소가 필요하다. 탄수화물은 이미 자신의 구성 분자 안에 탄소와 같은 양의 산소를 갖고 있는데 비해, 단백질과 지방은 분자 속에 탄소보다 적은 양의 산소를 갖고 있다. 그 때문에 같은 양의 산소로 단백질이나 지방보다 더 많은 양의 탄수화물을 산화시켜 에너지를 만드는 것이다.

아침 식사를 거르지 않는다

흔히 때에 따른 식사를 비유할 때 '아침을 금, 점심을 은, 저녁을 동'이라고 하는데 이는 산행에서도 딱 들어맞는 말이다. 아침을 거르면 혈당치가 떨어져서 금세 지친다. 등산 2시간 전에는 아침 식사를 하되 탄수화물 식품을 반드시 섭취하도록 하며 고단백·고지방 음식은 피해야 한다.

고단백 음식은 탈수를 일으키고 고지방 음식은 소화되는 데 시간이 오래 걸려 산행 중 소화 기관에 부담을 줄 수 있다. '고탄수화물, 저지방, 저단백질 음식'이 아침 메뉴의 정석이다. 식사량은 평소보다 3분의 2 정도로 적게 하여 몸에 무리를 주지 않도록 한다.

탄수화물 부족은 저혈당을 부르고 탄수화물만을 에너지로 사용하는 뇌에 악영향을 미쳐 균형 감각과 분별력, 판단력을 떨어뜨리며 정도가 심하면 졸도하게 만든다. 간밤에 에너지가 보급되지 않았던 뇌에 가장 필요한 영양소는 탄수화물이므로 아침 식사에는 탄수화물 식품을 빠뜨리지 않는 것이 좋다.

염분을 챙긴다

염분은 우리 몸에 없어서는 안 되는 성분으로 땀을 많이 흘려 염분 소실이 많은 등산에서도 빠뜨리면 안 된다. 혈액 중 나트륨 농도가 너무 낮으면 근육 경련이나 의식 장애 등이 발생한다. 단, 너무 많이 먹으면 그로 인해 더 많은 수분이 필요하여 삼투압의 불균형으로 의식 혼미, 근육의 부조화 등이 생길 수 있어 위험하다.

비타민제는 장기 등반에서만 섭취한다

원정 등반이나 일주일 이상의 장기간 등반의 경우 채소나 과일을 먹지 못할 상황에서는 비타민제를 먹을 필요가 있지만 당일 산행이나 2박 3일 등의 길지 않은 산행에서는 일부러 복용할 필요는 없다. 평소에 치료나 건강 유지를 위하여 복용하는 경우는 무방하나 산에 간다고 일부러 복용할 필요는 없다.

제대로 알고 등산하기

- 당일 산행의 행동식으로는 주먹밥, 빵 등 좋아하는 음식을 간단하게 준비해간다. 1박 이상 계획하는 산행에서는 그 양이 적절해야 하고 잘 부패하지 않는 것으로 골라야 한다.
- 비상식량으로는 3대 영양소(탄수화물·지방·단백질)의 함량이 높은 음식을 준비하여 각자 개인이 휴대한다.
- 모든 식량은 포장지는 버리고 내용물만 가져가고, 두 시간에 한 번 정도로 자주 조금씩 먹는다.

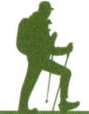 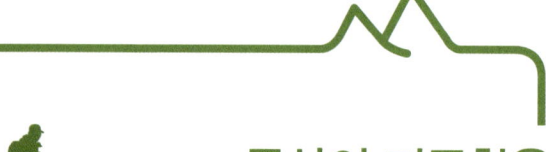

등산의 피곤함을 줄이는 호흡법

　　등산의 피로를 줄이기 위해서는 호흡이 중요한데 등산 시 호흡법은 마라톤의 경우와 비슷하게 복식 호흡을 통하여 많은 공기를 들이마시고 내쉬어야 한다. 숨을 깊게 들이마시면 폐가 커지고 횡경막이 내려가며 배가 약간 불러오는데 이렇게 뱃속 깊숙이 하는 호흡법이 배를 움직여 호흡한다는 뜻을 지닌 복식 호흡이다. 복식 호흡을 할 때는 들이쉴 때 배를 부풀리고 내쉴 때 배를 홀쭉하게 한다. 산행을 할 때는 복식 호흡을 유지할 정도의 보행 속도를 지켜야 몸이 지치지 않는다.

　　일반적으로 초보자들은 두 번 코로 들이쉬고 두 번 입으로 내쉰다거나 코로 호흡하는 것이 산행 중 호흡법의 정석으로 알고 있는데, 등산에서는 산소가 많이 필요하기 때문에 코로만 하는 호흡으로는 불충분하다. 안정 시에는 1분에 10ℓ 정도의 공기를 마시지만 산행 중에는

1분에 약 150ℓ까지 공기를 마셔야 하는 경우도 종종 있다. 1분당 코로 들이마실 수 있는 공기의 최대량은 57ℓ에 지나지 않는다. 쉽게 지치지 않기 위해서는 코와 입으로 필요한 만큼 충분한 공기를 들이마셔야 한다.

중요한 것은 충분히 내쉬어야 다시 많이 들이쉴 수가 있다는 점이다. 그러기 위해서는 바른 자세가 필요한데 반드시 가슴과 허리를 펴야 한다. 들숨과 날숨은 같은 리듬으로 이루어지는데 보통 두 걸음 걸으면서 들이쉬고 두 걸음 걸으면서 내쉬는 호흡을 한다. 들숨과 날숨을 오른발이나 왼발로 구분 지어 세는 방법이 편하다. 경사가 심하거나 배낭이 무겁고 보행이 힘든 경우는 한 걸음에 들이쉬고 내쉬는 호흡을 하는데 내쉴 때 힘이 들어가므로 가끔 들숨 발과 날숨 발을 교대해주는 것도 좋다. 이러한 호흡의 기본 테크닉을 숙지하고 자신의 컨디션과 보행법에 맞게 호흡을 익히도록 한다.

몸속 산소가 부족해지면 이산화탄소가 증가하고 산소를 온몸에 운반해야 하는 적혈구의 기능이 떨어지면서 권태감, 두통, 의욕 저하 등의 이상이 생기는데 이것이 피로이다. 등산을 꾸준히 하면 폐활량이 늘어나 인체에 다량의 산소가 공급되고 몸속 곳곳에 산소가 충분히 보내져 피로를 개선하고 생기를 충전하는 효과를 거둘 수 있다.

단, 만성 기관지염, 기관지 천식, 폐렴, 폐기종, 결핵 등 호흡기 질환이 있는 사람들은 험한 코스의 산보다는 경사가 완만한 산을 산책하는 정도로 즐기는 것이 좋다. 이들의 폐활량은 일반인의 70%도 채 안 된다. 또한 축구, 농구, 마라톤 같은 격렬한 운동이나 상체를 주로 사용하는 팔 굽혀 펴기 같은 운동은 폐에 상대적으로 많은 부담을 주게 되므로 주의한다.

제대로 알고 등산하기

- 코와 입으로 필요한 만큼 충분한 공기를 들이마시고 가슴과 허리를 펴 충분히 내쉬어야 한다.
- 들숨과 날숨을 오른발과 왼발로 구분하여 '왼발 두 걸음에 들숨, 오른발 두 걸음에 날숨' 식으로 세면 편하다.
- 호흡기 질환이 있는 사람들의 폐활량은 일반인의 70%도 안 되기 때문에 경사가 완만한 산을 산책하는 정도로 즐기는 것이 좋다.

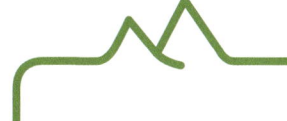
체력 소모를 줄이는 효율적인 보행법
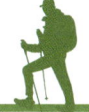

등산과 관련된 글을 읽다보면, 하이킹(hiking), 트렉킹(trekking), 백팩킹(backpacking) 등의 용어가 자주 등장한다. 흔히 구분 없이 사용하지만 굳이 차이점을 설명하면 하이킹은 자연환경 속에서 만들어진 길을 따라 걷는 야외 활동을 일컫지만 국가 간에 의미의 차이가 있다. 트렉킹은 인도나 네팔 같은 산악지형에서의 하이킹을 말하고, 백팩킹은 산악 지역 같은 험준한 곳에서의 수일 간 트렉킹을 의미하지만 일부 국가에서는 하룻밤 동안의 하이킹을 뜻하기도 한다. 내용들이 서로 구분하기도 힘들고 나라간의 차이가 있으므로 참고 내용 정도로 생각하면 되겠다.

이처럼 나라마다 다른 이름으로 불리는 등산은 산에 따라 코스도 일정도 다채롭게 구성할 수 있어 매력 있지만 지치지 않도록 걷는 것이 무엇보다 중요하다. 이때 효율적인 보행법을 알아둔다면 체력을 잘 분배하고 비축하면서 등산을 즐길 수 있다. 등산 용어처럼 보행법 또한 레스트 스텝이라는 용어가 있다. 이름을 외우기보다 몸에 익혀 두는 데 의미를 두고 피로를 잘 다스릴 수 있는 효율적인 보행법을 알아보자.

대개 평지에서는 발뒤꿈치를 먼저 딛게 되는데 오르막길과 내리막길에서 먼저 딛는 발의 부분은 계단, 경사도, 지면의 상태에 따라 다를 수 있다. 가능하면 몸을 앞쪽에 두고 발바닥 전체로 딛는 것이 가장 안정적인데 이것은 중력에 의해 몸이 앞으로 쓰러지려는 힘을 이용하는 것이다. 오르막길이나 내리막길에서 경사가 심하면 보폭을 줄이되 호흡과 속도는 일정한 리듬을 유지하면서 보행한다. 경사면에 밀착한 자세는 오히려 불안정하며 허리가 뒤로 빠진 상태의 구부정한 자세는 미끄러지거나 넘어지기 쉽고 근육에 피로가 빨리 온다.

내리막길을 내려올 때는 산 아래쪽으로 몸과 배낭의 무게가 내려가 발가락이 앞으로 쏠리고 주로 무릎 앞부분의 슬개골(무릎뚜껑뼈)에 강한 하중이 걸리는데 무릎 앞부분에 심한 통증이 생길 수 있으므로 내리막에서는 보폭을 줄이고 무릎을 굽혀 부드럽게 발을 딛고 경사가 심한 경우에는 사선으로 내려오는 것이 안전하다. 경사에서 구부정하게 걷는 자세는 무릎 및 척추 관절에 무리를 많이 주므로 경사에 따른 체중을 이동하여 오르막이든 내리막이든 지면에 수직으로 힘이 가해지는 자세가 되도록 하는 것이 좋다.

산에서 배낭을 매고 뛰면서 하산하는 경우 무릎, 발목, 허리를 손상시킬 수 있으므로 한 걸음 한 걸음 주의를 기울이며 천천히 내려가도록 한다. 하산할 때 스틱을 이용해 걸으면 발에 걸리는 하중을 30% 정도 팔로 분산시켜 체력 소모를 줄일 수 있고, 몸의 균형을 유지하는 데도 도움을 주며 미끄러지거나 추락하는 위험을 줄일 수 있다.

레스트 스텝(Rest Step)

본래 급격한 경사면처럼 오르기가 힘에 부치는 곳에서 쓰는 보행법이다. '레스트', 즉 '휴식'이라는 말처럼 걸음 사이사이에 짧은 휴식을 갖는 보행법이라고 생각하면 쉽다. 걷는 과정에서의 반복적인 짧은 휴식은 근육이 산소와 영양분을 공급 받을 수 있는 시간을 벌어주어 허벅지와 종아리 근육의 과도한 사용으로 인해 생성되는 젖산이 누적되는 것을 예방한다.

왼발을 들었을 때 다리의 힘을 완전히 빼서 0.5초간 이완시키며 이때 오른쪽 다리는 곧게 펴서 몸무게를 지탱한다. 반대로 오른발을 들어 올려 완전히 힘을 빼고 0.5초간 휴식을 취한다. 이때는 왼발에 체중을 의지한다.

걸음에 맞춰 호흡도 발을 올릴 때 들이마시고, 발을 내디딜 때 내쉰다. 호흡을 기준으로 삼아 '들이마실 때 발을 올리고, 잠깐 쉰 다음, 내쉴 때 발을 딛는다'라는 3박자를 규칙으로 정하는 것도 레스트 스텝을 익히는 좋은 방법이다.

　이 보행법은 퍽 간단하지만 막상 현장에서 익히려면 쉽지 않으므로 평소 계단 등을 오를 때 연습해두는 것이 좋다. 숨이 턱까지 차오르는 가파른 고개에서 사용해보면 연습한 보람을 몸으로 느낄 수 있을 것이다.

경제적인 바른 보행법

1. 평지 보행 시 가장 힘이 적게 드는 경제 속도는 짐의 무게에 관계없이 분당 60m(시속 3.6km)이다. 따라서 배낭이 무거우면 빨리 걷고 빨리 휴식을 취하는 것이 좋다.
2. 보행 시 처음 30분 정도는 신체가 가열될 때까지 천천히 걷다가 보행을 위한 신체의 준비가 이루어지면 차츰 속도를 내어 일정한 속도를 유지하며 걷는 것이 안전하다.
3. 호흡이 가빠지고 피로감을 느끼면 잠깐 쉬고 다시 걷는다. 이후 호흡이 가쁠 때까지 보행한다. 이때 호흡 능력과 근육의 지구력을 감안하여 적절한 보행 리듬을 찾는 것이 중요하다.
4. 일단 몸이 지쳐버린 다음에는 휴식을 취해도 다시 원상태로 회복하기 어렵기 때문에 지치기 전에 쉬도록 한다.
5. 배낭을 벗지 말고 나무나 바위에 기댄 채로 짧은 휴식을 취하여 가열된 근육이 식기 전에 다시 걸어야 한다. 이러다가 지치면 배낭을 벗

고 5분간 휴식한다.

6. 산행 중 휴식은 초보자는 30분 정도 걷고 나서 10분 정도 휴식을 취하는 것이 좋고 숙련된 사람의 경우는 50분 정도 걷고 10분 쉬는 것이 바람직하다고 알려져 있다. 하지만 사람마다 체력과 걷는 속도가 다르므로 자신의 신체 리듬에 맞게 조절하는 것이 좋다.

7. 등산 시 힘의 배분은 오를 때 40%, 하산할 때 30%을 소모하고 나머지 30%는 예비 체력으로 남겨둔다.

제대로 알고 등산하기

- 레스트 스텝은 숨을 들이마실 때 발을 올리고, 0.5초간 쉰 다음, 내쉴 때 발을 내딛는 보행법이다.
- 30분은 천천히 걷다가 차츰 속도를 내어 일정한 속도를 유지하며 걷는다.
- 호흡이 가빠지고 피로감을 느끼면 잠깐 쉬고 다시 호흡이 가빠질 때까지 걷는다.
- 지치기 전에 배낭을 벗지 않은 상태로 나무나 바위에 기대어 짧은 휴식을 취한다. 너무 지친 상태라면 배낭을 벗고 5분간 휴식한다.
- 힘의 배분은 오를 때 40%, 하산할 때 30%, 나머지 30%는 예비 체력으로 남겨둔다.

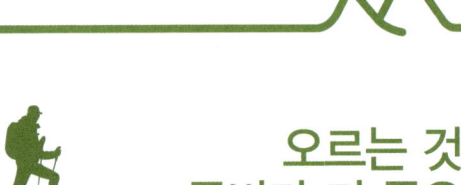

오르는 것보다
준비가 더 중요하다

여행의 질은 '여행지에 대해 얼마나 잘 알고 준비하는가'가 관건이다. 여행을 즐기는 베테랑일수록 여행지에 대한 사전 조사와 교통편, 숙박 장소 등을 꼼꼼히 챙긴다.

넓은 의미에서 건강을 위한 여행이라고 할 수 있는 등산 또한 계획을 세우는 것이 중요하다. 대상지인 산이 정해지면 어디로 올라가서 어디로 하산하는지 지도를 보고 미리 가상 산행을 해보는 것이 좋다. 요즈음은 지도 없이도 인터넷상에서 쉽게 탐색할 수 있으니 더 편하다.

처음 산에 가는 경우는 일행 중 등산 경험 많은 동료의 안내로 가겠지만 본인이 리더라고 생각하고 계획을 해보는 것도 좋은 경험이 될 수 있다. 등산 일행들의 경험과 체력을 고려해서 산행 코스를 정하고, 난이도와 소요 시간을 미리 숙지해두며, 식량 준비 및 만일의 경우 안전 대책도 잊지 말아야 한다. 친구들이라 하더라도 일행 중의 리더를 정하여 그날의 산행을 책임지고 이끌어가도록 하는 것이 안전한 산행에 도움이 된다.

요즘 등산을 즐기는 사람들은 등산 장비에 치중하여, 마치 좋은 등산 장비를 갖추면 안전한 산행이 보장되기라도 하는 것처럼 생각한다. 물론 안전한 산행을 즐기기 위해선 자신에게 맞는 등산 장비를 철저히 준비하는 것도 중요하지만, 그 전에 등산 계획부터 꼼꼼히 세워야 한다. 자신의 상태와 산에 대해서 충분히 알고 혹시나 생길 수 있는 위험에 미리 대처하는 자세야말로 안전하고 건강한 등산을 할 수 있는 지름길임을 잊어서는 안 되겠다. 다음의 등산 계획서를 작성해 보면 빠트린 물품 등을 한눈에 확인해보는 데 도움이 될 것이다.

제대로 알고 등산하기

- 등산 일행의 경험과 체력을 고려하여 산행 코스를 정하고, 코스의 난이도와 소요 시간, 식량 준비와 안전 대책을 숙지해두어야 한다.

▶ 등산 계획서

날짜	년 월 일
대상지	교통편 – ☐ 자가용 ☐ 대중교통 특징 – ☐ 바위산 ☐ 급경사면 ☐ 관목 지대
참가 인원	
참가자 이름 / 휴대 전화 번호	
숙박 장소	
참가비	
등산 코스 / 소요 시간	☐ 1일차 ☐ 2일차 ☐ 3일차
개인 장비	☐ 배낭 ☐ 등산화 ☐ 모자 ☐ 방수 재킷 ☐ 헤드 랜턴 ☐ 스틱 ☐ 물통 ☐ 응급 처치 용품 등
공통 장비	☐ 텐트 2개 ☐ 버너 2개 ☐ 코펠 1조 ☐ 가스 5개 등
구입 식품	☐ 쌀 2kg ☐ 햄 ☐ 김 ☐ 깻잎장아찌 ☐ 김치 ☐ 참치통조림 ☐ 미숫가루 ☐ 1회용 수프 ☐ 고추장 등

▶ 식단 구성

	아침	점심	저녁
1일차	미숫가루 사과	밥 김치찌개 계란 프라이	밥 미역국 쇠고기장조림
행동식	초코바, 오이, 견과류 등		
2일차	수프 과일	카레라이스 된장국	밥 삼겹살 구이 김치
행동식	초코바, 오이, 견과류 등		
3일차	누룽지 김치	떡라면 김치	볶음밥 계란탕
행동식	초코바, 오이, 견과류 등		

잘못된 산행으로 건강을 망치지 않도록

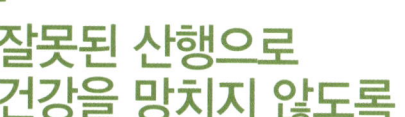
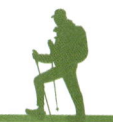

산을 오르다보면 공자의 '인자요산, 지자요수(仁者樂山, 知者樂水)', 곧 '어진 이는 산을 좋아하고 지혜로운 이는 물을 좋아한다'란 말이 새삼스레 감흥을 불러일으키곤 하는데 '어질다'라는 말은 산의 속성을 잘 표현하고 있다. '마음이 너그럽고 선하며 덕행이 높다'라는 뜻을 지녔는데 예전에는 주로 '임금이 백성을 두루 잘 보살핀다'라는 말로 쓰였다.

산처럼 높은 자리에 있으면서도 독선적이지 않고 고결한 심성과 너른 품으로 세상을 감싸 안는 포용력이 바로 인(仁)이다. 하여 산을 좋아하는 어진 사람들은 등산하여 정상에 오르는 일에 결코 '정복'이란 단어를 사용하지 않는다. 다만 마음자리를 한없이 낮추어 산이 나를 받아주었음에 감사하는 '하심(下心)'을 키워간다.

모든 것은 마음에서 비롯된다고 했다. 산행을 할 때는 무엇보다 먼저 겸손한 마음으로 자연에 대한 사랑과 존중을 잃지 말아야 한다. 산에서 자생하는 야생 식물을 함부로 채취해서 집으로 가져가거나 쓰레기를 함부로 버리는 사람이 제 몸 하나 건강하겠다고 산에 오르다보면 산은 황폐화될 것이고 결국 그것은 부메랑처럼 스스로에게 돌아갈 것이다.

산에서는 자연으로 돌아가야 한다. 목청껏 함성을 지르거나 음악을 틀어놓고 고래고래 부르는 행동은 산에 사는 생물들에게 커다란 스트레스가 된다. 작은 노트를 가지고 가서 자신만의 산행 일지를 기록하거나, 산의 절경을 스케치하거나, 사진으로 기록하는 등 자연 친화적인 취미 생활을 권하고 싶다. 소란스럽게 산에 올랐다가 내려와서는 술집으로 직행한다면 이튿날 몸과 마음이 산행 전보다 더 무거워졌음을 느낄 것이다. 자연의 순리를 따르지 않는 오만한 산행의 결과는 건강과는 한참 거리가 멀다.

등산은 걸을 수만 있다면 누구나 즐길 수 있기 때문에 쉽게 생각하기 쉽다. 이는 초심자들이 무리한 등산을 감행하는 까닭이다. 초심자들은 홀로 산을 오르기보다는 경험자와 동행하도록 한다. 산행 경험이 많은 친구나 선배를 따라가도 좋고 산악회에 가입해 따라가도 좋다. 산행 경험자를 통해 안전한 등산 기술을 배우고 등산의 즐거움, 소중한 경험을 나누는 것도 등산을 즐기는 한 방법일 것이다. 초심자인데도 불구하고 무턱대고 홀로 산을 오르거나 경험 없는 친구들끼리

첫 등산을 가는 것은 어려움에 대처하는 능력이 희박한데도 자칫 무리한 행동으로 흘러 대형 사고를 초래하기 십상이다.

다시 한 번 강조하건대, 초심자에게 자신감은 독이므로 반드시 하심의 자세를 견지해야 한다. 발자취가 없는 길에 무모하게 들어서는 것은 절대 금지이다. 지도에 나와 있는 길이라도 초목이 우거져 있어 사람이 다닌 흔적이 없다면 선택하지 않도록 한다.

등산을 할 때는 타인에 대한 배려의 자세도 필요하다. 초면일지라도 인사를 나누며 서로 다양한 등산 정보를 나눌 수 있는 곳이 바로 산이다. 다른 이들과 같은 산길을 오르게 되었을 때 앞 사람이 밀어 헤친 나뭇가지 등의 장애물을 그냥 놓으면 반동으로 인해 뒷사람이 다칠 수 있으므로 뒷사람이 올 때까지 기다렸다가 나뭇가지 등을 다시 잡을 수 있도록 넘겨주는 자세를 가져야 한다. 이밖에도 산행의 과정에서 나의 행동 하나하나가 동반자들에게 영향을 미친다는 점을 잊지 말고 서로를 배려하자.

암석이 쌓인 급사면의 산길을 걸을 때에도 섣불리 행동하지 말고 조심해야 한다. 눈비에 들떠 있는 돌을 밟는 경우 넘어지거나 낙석을 일으킬 수 있다. 이런 산길에서는 발 딛는 곳을 확인하고 다리에는 단번에 체중을 싣지 않고 천천히 이동한다.

계곡 역시 사람의 오만함을 시험대에 세우는 장소이다. 수위가 무릎 정도까지 차오른다고 해서 만만히 보아서는 안 된다. 계곡은 대부분 물살이 거세기 때문에 삽시에 휘말리는 사고를 당할 수 있다. 자일 등의 확실한 장비가 없을 때 계곡을 건너는 것은 자살 행위나 마찬가지이다. 가능하면 피하는 게 좋지만 피치 못할 경우는 계곡물의 저항을 곧바로 받으면 몸의 자세가 흐트러지기 쉬우므로 물의 흐름과 최대한 비슷한 방향, 곧 하류를 향해 비스듬하게 자세를 잡고 건넌다. 물속에서 발은 중심을 잃지 않고 신속히 딛어야 한다. 머뭇거리며 발을 옮기다가는 중심을 잃고 넘어지기 십상이다.

등산하려고 하는 산에 대한 사전 정보와 산행 계획도 없는데다가 여벌 옷, 산행 장비, 비상식량, 구급약 등을 챙기지 않은 채 등산을 하는 것은 사고와 조난시 위험을 가중시킨다. 등산 목적지가 바위가 많은 곳이라면 추락 사고의 위험이 있으므로 로프를 준비해야 한다. '나는 괜찮겠지' 하는 안일한 마음에 맨손으로 바위를 오르다가 발을 헛디디면서 추락 사고를 당하는 사람이 많다는 것을 명심하자.

초행인 산길에서 등산로가 아닌 길로 들어가서 길을 잃거나, 악천후에도 무리하게 등산을 계속할 경우 탈진이나 저체온증, 동사 등의 심각한 상황에 맞닥뜨릴 수 있다. 자신의 체력 이상으로 무리하게 등산을 하여 지치는 일이 없도록 하고, 천천히 오르고 조심조심 내려오며 자주 쉬는 것이 좋다. 오랜만에 등산을 하는 사람은 자신이 초보자라고 생각하고 천천히 자주 쉬면서 올라가야 한다.

이밖에도 산길은 계절, 시간에 따라 변화무쌍하다. 그 변화무쌍한

길의 정상에 반드시 오를 필요는 없다. 자신의 체력에 따라 차츰차츰 목표를 상향해가며 꾸준히 단련하고 인내하는 사람은 반드시 정상에 오를 수 있으며 건강해질 수 있다. 마침내 정상에 올랐을 때는 그 결과에 감사하는 마음을 갖자. 또한, 산처럼 어진 삶을 살아가자고 다짐해보자. 필자의 경험으로 볼 때 인자요산(仁者樂山)도 맞는 말이지만 요산인자(樂山仁者)도 맞는 말이다. 어진 이가 산을 좋아하기도 하지만 산을 좋아하면 자연스레 어질게 되니 말이다.

제대로 알고 등산하기

- 산행 일지를 기록하거나 스케치를 하거나 사진을 찍는 등 자연을 훼손시키지 않는 범위 내에서의 자연 친화적인 취미 생활을 추천한다.

Chapter 04

내 몸이 원하는
맞춤형 시니어 등산

'돈을 잃는 것은 조금 잃은 것이요, 벗을 잃는 것은 많이 잃은 것이요,
건강을 잃는 것은 모두 잃은 것이다.' 젊은 날 열심히 일한 대가로
안정기에 들어선 시니어들에게 이 말처럼 가슴에 사무치는 말도 없을 것이다.
마음은 청춘인데 몸이 마음 같지 않다고 걱정할 필요 없다.
자신의 몸에 맞는 등산법을 실천한다면 제2의 청춘을 누릴 수 있다.

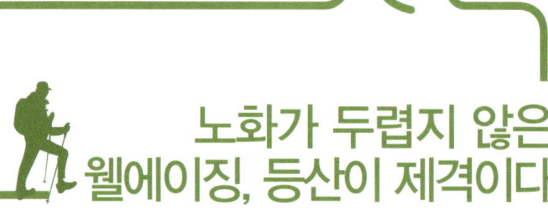

노화가 두렵지 않은 웰에이징, 등산이 제격이다

바야흐로 장수 시대이다. 2009년 기준, 한국인의 평균 수명은 여자 83세, 남자 76세로 불과 30여 년 만에 15년이 늘었다. 평균 수명이 100세에 도달했다고 하여 '100세 쇼크'라고 불리는 요즈음의 화두는 바로 노화이다. 노화란 시간에 따른 생체 기능의 손실을 의미한다. 자연계에 존재하는 모든 생물이나 무생물은 끊임없이 산화하여 소멸해가는데 이는 생명의 지속과 나란히 겪게 되는 피할 수 없는 자연의 법칙이다.

노화와 관련한 사람들의 선입견 가운데 하나가 바로 '노인=질환자'라는 생각이다. 노인이 되면 각종 질환의 발병률이 높아지는 것은 사실이나 모든 노인이 질병에 걸리는 것은 아니다. 인생의 2막을 건강하고 활기차게 열어가는 노인도 많다.

노화를 부정하고 그것을 거스르려 하기보다는 노화에 대한 올바른 이해를 바탕으로 건강하게 나이 드는 '웰에이징(Well-aging)'을 추구해야 한다.

노화는 자연 환경, 유전적 기질, 생활 습관 등이 영향을 미치며 개인에 따라 그 과정과 속도에 차이가 있으나 대체로 20세 이후로 천천히 시작해서 40세 이후로 본격적인 진행이 이루어진다. 보편적인 노화의 특징을 살펴보면, 먼저 심장의 크기가 증가하며 혈관이 탄성을 잃어 혈압에 영향을 준다. 또한 폐 기능이 저하되어 70대의 최대 호흡 능력은 20대에 비해 40% 정도 낮다. 뇌 신경 세포와 근육이 감소하고 손상되며 신장 기능이 떨어진다. 50대의 다리 근육의 기능 저하는 20대에 비해 60~70%, 60대는 20대에 비해 50~60% 수준이다. 눈은 가까운 물체에 초점을 맞추지 못하는 원시안이 되고 청력도 떨어진다. 피부는 주름지고 건조하며 얇아지고 색소 침착 등의 변화가 일어난다.

노화가 진행되면 남성의 성징을 두드러지게 하며 기초 대사를 조절하고 신체 조직을 형성하는 데 기여하는 테스토스테론, 여성의 특징적 몸매를 만들고 배란·생리 등에 중요한 역할을 하는 에스트로겐이라는 성 호르몬이 줄어든다. 먼저 남성은 40대가 되면서 급격하게 신진대사가 떨어지고 근육량이 줄어든다. 특히 남성만이 가지고 있는 생식 기관인 전립선은 노화가 진행되면서 전립선 비대증 등의 질환이 발생한다.

여성은 50세 전후에 배란이 끝나면서 월경이 계속적으로 나오지 않는 폐경을 맞는다. 이때 여성은 폐경기 증후군을 겪기 쉽다. 갑자기 얼굴이 달아오르고 땀이 나며 가슴이 두근거리며 오심, 두통, 기억력 감퇴, 불면증 등을 동반하기도 한다. 대개는 약의 도움 없이도 잘 견뎌내지만 심한 경우에는 호르몬 치료 등 적극적인 치료 방법을 도모해보는 것이 좋다. 폐경이 되면 체내 고밀도 콜레스테롤(HDL)은 줄고 저밀도 콜레스테롤(LDL)이 급격히 늘어난다. 이에 따라 혈관에 저밀도 콜레스테롤이 쌓이고 심혈관 질환에 취약해진다. 또한 골다공증, 동맥 경화증이 가속화된다.

급격한 노화를 겪는 시니어에게 등산은 웰에이징의 바람직한 방법으로 추천할 만하다. 등산은 혈액 순환을 좋게 만들어 세포가 왕성한 신진대사를 할 수 있도록 도와준다. 심폐 기능을 강화시키고 신체의 능력을 높여 결과적으로 노화 속도를 늦추는 역할도 한다. 등산을 하는 사람의 체중, 혈압, 우울감 등 일반적 건강 지표는 등산을 하지 않는 사람보다 훨씬 양호한데 특히 65세 이상의 노인층에서 긍정적 현상이 두드러지게 나타난다. 또한 등산은 심장 근육을 충분히 단련시키기에 적합한 운동이므로 고령화에 따른 동맥 경화 방지에 효과적이다. 등산은 노년에 약해지기 쉬운 **뼈**를 튼튼하게 해주는 최상의 방법이기도 하며 지속적인 유산소 운동으로서 폐경기 여성의 골밀도와 콜레스테롤 변화에 긍정적 영향을 미친다.

등산이 노년에 즐기기엔 격한 운동이라는 선입견을 버리자. 등산은 가볍게 하는 것만으로도 충분히 건강해질 수 있다. 야트막한 뒷동산 같은 곳을 하루에 20분만 꾸준히 걸어도 5년은 더 산다는 연구 결과도 나와 있다. 노년에는 호흡이 얕아지기 쉬운데 등산을 하면 자연스레 깊은 숨, 곧 심호흡을 하게 된다. 우리가 들이마시는 공기의 20% 정도는 뇌로 가서 두뇌에 산소를 공급하게 되는데 이때 공급되는 산소량이 많을수록 두뇌는 건강해지고 젊어진다.

흔히 만병의 근원이라고 부르는 스트레스도 노화와 밀접한 관련이 있다. 우리 몸의 세포는 스트레스를 받으면 신경과 호르몬 체계에 큰 부하가 걸리고 그것을 해소하는 과정에서 다량의 에너지가 쓰인다. 반면 즐거운 마음 상태와 긍정적인 태도는 마음을 이완시키고 노화를 늦춘다. 푸른 숲길을 걷는 등산은 최상의 스트레스 해소법이라고 할 만하다. 싱그러운 공기, 그림 같은 절경, 새들의 지저귐과 맑은 계곡 물소리 등을 가까이 하는 동안 심신의 긴장과 스트레스가 풀린다.

제대로 알고 등산하기

- 등산은 급격한 노화를 겪는 시니어에게 웰에이징의 바람직한 방법으로 추천할 만하다.
- 체중, 혈압, 우울감 등 일반적 건강 지표의 긍정적인 현상은 등산을 하는 65세 이상의 노인층에게 두드러지게 나타난다.
- 등산은 노화를 겪는 시니어들의 심장 건강, 두뇌 건강, 스트레스 해소 등에 좋다.

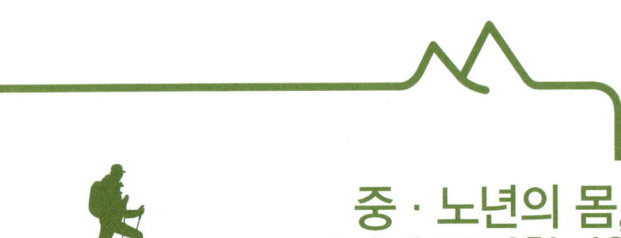

중·노년의 몸, 어떻게 등산할까?

중년에 이르면 누구나 한 번쯤 '마음은 여전히 청춘인데 몸이 예전 같지 않다'라는 생각을 해봤을 것이다. 나이가 들어갈수록 반사 신경이 둔해지고 근육도 약해졌음을 느끼게 되는데 등산을 하다보면 이러한 변화를 더욱 실감하게 된다. 그렇게 힘든 코스가 아닌데도 종종 균형을 잃고 작은 돌부리에 걸려 쉽게 넘어지거나 미끄러지는 것이 다반사인데 이는 민첩성, 유연성, 평형성이 떨어졌기 때문이다. 지구력도 떨어져서 피로를 쉽게 느끼고 회복하는 속도도 느리다. 예전에는 힘든 산행을 했어도 하룻밤 푹 자고 나면 거뜬했던 몸이 좀처럼 개운해질 기미가 보이지 않고 며칠씩 묵직하다.

20대부터 서서히 노화가 일어나기 시작한 우리 몸은 중년 이후부터 여기저기에서 이상 신호를 보내기 시작한다. 건강 검진 결과표에는 혈압이나 혈당, 심전도, 간 수치 등에 이상이 있으니 성인병 예방에 힘쓰라는 안내 문구가 기록되어 있다. 심장병, 고혈압, 당뇨병, 뇌혈관 질환 등은 40세 이후 성인이 잘 걸린다고 해서 그 이름도 '성인병'이라고 흔히들 부르나 현재는 '생활 습관병'이라고 한다. 나이에 따라 필연적으로 걸리는 병이라기보다는 잘못된 생활 습관으로 인해 생기는 병이라는 뜻이다.

이 병은 만성적으로 서서히 진행되는 특성이 있기 때문에 관리에 소홀하기 쉽다. 골절이나 찰과상처럼 통증이나 증세가 두드러지게 나타나지 않기 때문인데 그렇기에 더욱 위험하다. 가랑비에 옷 젖듯이 증세가 찾아와 병원에 가면 이미 심각한 정도로 진행된 경우가 많다. 생활 습관병의 위험에 노출된 사람이 이상 신호를 무시한 채 무리한 등산을 강행한다면 위기일발의 상황에 봉착할 수 있다.

중년 이상인 사람은 등산 전에 건강 검진 및 운동 부하 검사로 심혈관계 질병 유무와 운동 능력을 정확하게 파악해둬야 하며 주치의와 상담을 거쳐야 한다. 가까운 병원이나 건강 센터를 찾아 자신의 체력을 정확히 측정한 뒤 운동을 습관화하자. 본인 체력의 40~80% 범위에서 운동을 하면 몸에 무리가 가지 않는다. 본인의 체력에 맞는 적당한 강도의 운동을 꾸준히 한다면 혈당 개선, 혈압 강하, 체지방 감소, 콜레스테롤 수치 개선 등 전반적인 건강 증진 효과를 거둘 수 있다.

여성의 경우 남성에 비해 상대적으로 근육량은 적은 반면 지방량은 많다. 이러한 특징으로 방한 능력이 뛰어나고 조난 등의 상황에서

견디는 방위 체력이 강하지만 근력과 지구력은 남성의 70%를 밑돈다. 그러므로 여성은 등산을 할 때 보행 속도, 시간, 거리, 배낭 무게 등을 남성의 70% 정도로 줄여야 무리가 없다.

체력이 떨어지고 노화가 진행되는 중년 이후의 등산에서 반드시 지켜야 하는 것이 다음날 피로가 남지 않을 정도로만 산행을 해야 한다는 것이다. 자신의 체력 상태와 페이스를 잘 파악하면서 가볍게 즐기되 지속적으로 등산을 하면 자연스럽게 체력이 길러져서 조금씩 등산의 강도를 높여갈 수 있을 것이다. 산행 시간과 코스 등을 기록한 등산 일지를 만들어 체력과 등산 목표를 관리하는 것도 권장할 만한 방법이다.

중년 이후의 등산에서는 돌다리도 두드려보고 건너는 자세가 필요하다. 마음 가는대로 무리하게 움직였다가는 후유증이 남기 쉽다. 젊었을 때는 회복될 가능성도 높고 회복 속도도 빠르지만 중년 이후의 세대에서는 흔히 이야기하는 '과다 사용 증후군'으로 무릎 연골이 닳는다든지 근육이 파열되는 후유증뿐만 아니라 생활 습관병 발병 요인을 더욱 심화시킬 수도 있다.

혹시 모를 비상사태에 대비해 서로 도움을 줄 수 있는 비슷한 연령대의 사람들과 함께 등산을 즐기는 것도 좋다. 얼마 전 면역력이 극도로 떨어져 있는 암 환우들이 서로 길동무가 되어 한라산 정상에 오르는 과정을 그린 TV 프로그램을 보고 감동을 받은 적이 있다. 산행을 통해 암을 이겨낼 수 있다는 의지를 다지는 그들의 모습이 인상 깊었다. 서로 도와가며 산행 준비를 철저히 하고 함께 산에 오르며 서로를 격려하고 자신의 페이스를 조절하면서 포기하지 않는 모습에 고개가 끄덕여졌다.

병원을 찾아오는 많은 환자들이 자신에게 병이 있는데 등산을 해도 괜찮겠느냐고 묻는다. 필자는 그들이 한라산을 오르는 암 환우들의 등산 자세, 곧 준비를 잘 하고 유사시 도움을 줄 수 있는 동반자와 함께하며 무리하지 않고 자신의 건강 상태에 맞게 등산하는 자세를 지키면 병을 다스리는 데 도움을 받을 것이라고 확신한다.

제대로 알고 등산하기

- 등산 전에 건강 검진 및 운동 부하 검사로 질병 유무와 운동 능력을 정확하게 파악한다.
- 본인 체력의 40~80% 범위에서 운동을 하면 몸에 무리를 주지 않고 전반적인 건강 증진 효과를 거둘 수 있다.
- 여성의 경우 남성보다 근력과 지구력이 부족하기 때문에 보행 속도, 시간, 거리, 배낭 무게를 남성의 70%로 줄여야 한다.
- 다음날 몸에 피로가 남지 않을 정도로만 가볍게 산행을 한다.

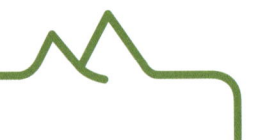
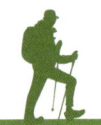

혈압과 맥박을 점검하며
물처럼 느긋하게 오른다
고혈압, 심장 질환

야심차며 경쟁적이고 불같은 'A(Anger)타입'의 사람이 소심하고 작은 일에도 스트레스를 잘 받는 사람들보다 고혈압이나 심장 질환에 더 취약하다. 이른바 완벽주의자라고 불리는 이런 사람들이 전반적으로 사회적 성취가 높다는 것은 인정하는 바이나 산에 오를 때는 부디 '불'이 아닌 '물'이 되어주길 당부하고 싶다.

일등으로 정상에 오르는 것에 의미를 두지 말고 잔잔한 물과 같은 마음으로 느긋하게 등산하는 자세가 필요하다. 등산 코스 역시 험준한 곳이 아닌 완만한 곳을 선택해야 할 것이다. 힘이 드는데도 다른 사람에게 뒤처지는 게 싫어서 무리해서 일행과의 속도를 유지하려고 하면 잘못하다가 목숨이 위태로워질 수도 있다. 일정한 간격으로 나무 등에 기대 짧게 휴식을 취하는 것이야말로 심장과 혈관에 무리를 주지 않는 등산 태도이다.

고혈압이란 혈압이 정상보다 높은 질병이다. 최저 혈압(심장 안으로 혈액이 들어올 때 동맥 속의 압력)이 80~90㎜Hg, 최고 혈압(피를 전신으로 내보내기 위하여 심장이 수축할 때 동맥 속의 압력)이 120~140㎜Hg를 고혈압 전단계라 하고, 최저 혈압이 90㎜Hg 이상이고 최고 혈압이 140㎜Hg 이상일 때를 고혈압이라고 한다. 고혈압은 합병증이 없는 한 대부분 증상이 없기 때문에 우연히 혈압 측정으로 고혈압을 발견할 때가 많은데 그 때문에 '침묵의 살인자'라고 부른다. 심장병, 뇌졸중 등 심뇌혈관 질환의 가장 중요한 위험 요인이므로 적극적인 관리가 필요하다.

고혈압 환자가 등산을 하면 혈압이 많이 상승하며 거친 산길을 힘겹게 오를 때는 최저 혈압이 120㎜Hg, 최고 혈압이 220㎜Hg를 넘는 경우도 부지기수이다. 고혈압 환자가 최고 혈압이 240㎜Hg을 넘으면 뇌출혈이 일어나 뇌졸중으로 이어지며 사망하거나 식물인간이 되는 경우도 있다.

또한 65세 이상의 심장 질환 고령자를 비롯하여 심장 혈관이 좁아진 사람, 심장병으로 급사한 가족력이 있는 사람, 당뇨병·고혈압·고지혈증·흡연 등의 심혈관 질환 위험 요인을 가진 사람 등이 무리하게 산을 오르면 심장 혈관이 막혀 급사하는 심근 경색증이 발생할 가능성이 높아진다. 이러한 고혈압·심장 질환자는 반드시 의사와 상의하여 적절한 운동량을 처방 받은 뒤 산을 올라야 한다.

무엇보다 먼저 산을 오르기 전에 휴대용 혈압기와 맥박기를 준비하고 산을 오르면서 주기적으로 혈압과 맥박을 측정해보는 것이 바람직하다. 최저 혈압이 110㎜Hg, 최고 혈압이 180㎜Hg 이상인 사람은 등산을 하지 않는 것이 좋으며 등산 시에는 평소 맥박수보다 20% 늘어난 정도를 유지하는 것이 좋다. 이를 과도하게 넘어설 때는 반드시 휴식을 취해 심장의 부담을 줄여주어야 한다.

고혈압, 심장병은 추위와 밀접한 관계가 있으므로 환자들은 등산할 때 기온도 잘 살펴야 한다. 혈압은 날씨에 따라 변하게 되는데 날씨가 추우면 올라가고 따뜻하면 내려가는 속성을 보이기 때문이다. 고혈압은 지름 0.1mm 정도 되는 말초 소동맥이 긴장하고 수축해서 혈액의 흐름이 원활하지 않고 혈관 압력이 높아지는 것인데 추위는 급격한 혈관의 수축을 조장하여 혈압을 더욱 높인다. 이러한 원리로 심장병 역시 추위에 큰 영향을 받아 날씨가 추워지면 불안정형 협심증, 심근 경색증, 뇌출혈 등이 발생하게 된다.

기온이 낮은 새벽이나 저녁, 겨울철의 산행은 피해야 한다. 날씨가 추워졌는데도 꼭 등산을 하고 싶다면 기능성 내복, 목도리, 마스크, 장갑 등을 착용해 보온에 각별히 신경을 쓰도록 해야 한다. 산 정상은 한여름에도 기온이 낮다. 설악산 대청봉은 한여름에도 기온이 10℃ 안팎일 정도이다. 정상에 오르기까지 몸에서 열이 나기 마련인데 덥다고 산꼭대기에서 찬바람을 쏘이면 갑자기 말초 혈관이 수축하여 혈압이 급상승하므로 주의해야 한다.

심근 경색증, 당뇨병, 관상 동맥 질환 및 고콜레스테롤혈증 환자는 통계적으로 급성 심장 마비의 위험이 높으므로 평소 갖고 있는 질환을 철저히 관리해야 한다. 등산 중 숨이 차거나 가슴이 답답하고 두통, 구역질이 느껴지면 바로 휴식을 취한 다음 하산해야 한다. 산행 중에 흉통을 느낀 사람들은 무사히 산행을 마쳤어도 심장 혈관에 이상이 있을 가능성이 높으므로 병원에서 정밀 검사를 받아야 한다.

등산을 마치고 집에 돌아와서 씻을 때도 찬물은 피해야 한다. 찬물 샤워는 말초 혈관을 수축시켜 혈압을 높이므로 고혈압 사고의 원인이 될 수 있다.

평소 심폐지구력을 강화시키는 운동을 병행하면 등산을 통한 건강 증진 효과를 배가시킬 수 있다. 걷기나 가벼운 달리기를 규칙적으로 꾸준히 하면 혈압을 상당히 안정시킬 수 있다. 운동은 심장의 기능을 향상시킬 뿐 아니라 부교감 신경의 작용을 증가시켜서 평상시에도 맥박을 정상 범위보다 낮게 유지해 심장의 부담을 줄여주는 역할을 한다. 평소에 신체 활동이 부족한 사람이나 노약자라면 일상생활에서 신체 활동량을 늘리는 것만으로도 심장에 좋다. 성급하게 무리한 운동을 하기보다는 가까운 거리는 걷거나 엘리베이터 대신 계단을 오르는 등 간단한 생활 교정부터 시작하자. 짧은 시간 동안의 무리한 운동은 평소 고혈압이나 심장병이 있는 사람의 심장에 해롭다. 비만한 사람은 살을 빼 심장의 부담을 줄여야 한다. 체중이 증가할수록 신체 각 부위가 요구하는 산소와 영양분이 증가하고, 그만큼 심장에 무리를 주기 때문이다.

제대로 알고 등산하기

- 최저 혈압이 90mmHg 이상이고 최고 혈압이 140mmHg 이상일 때를 고혈압이라고 한다.
- 산을 오르기 전에 휴대용 혈압기와 맥박기를 준비하고 산을 오르면서 주기적으로 혈압과 맥박을 측정해 평소 맥박수보다 20% 늘어난 정도를 유지한다.
- 혈압은 기온의 영향을 받으므로 추울 때는 등산을 삼간다. 꼭 해야 한다면 보온에 신경을 쓴다.
- 평소에는 걷기나 가벼운 달리기 등 심폐지구력을 강화시키는 운동을 규칙적으로 해 혈압을 안정시키는 게 좋다.

반드시 스틱을 사용하며
특히 하산할 때 조심한다
관절염

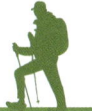

　　나이가 들수록 가장 문제를 일으키는 신체 기관 중의 하나가 관절이다. 관절을 많이 사용하거나 부적절하게 사용하면 **뼈**와 **뼈** 사이의 연골이 닳거나 관절 조직에 문제가 생기는 관절염이 발생하는데 평균 수명의 연장에 따라 관절염 환자 또한 늘고 있는 실정이다.

　관절염 환자에게 운동은 좋지 않다고 생각하는 사람들도 있는데 그것은 잘못된 생각이다. 중증이 아니라면 관절염 환자도 자신의 상태에 맞는 운동을 해야 한다. 아무리 관절염 환자라고 해도 움직이지 않으면 관절 주변의 인대와 근육들이 위축되어 굳기 때문이다. 관절염 초기의 환자일수록 운동은 더욱 중요하며 치료 효과 또한 거둘 수 있다. 가벼운 통증은 참고 무리가 가지 않는 범위에서 운동을 해야 하는데 이때 적절한 등산이 도움이 된다.

잊지 말아야 할 것은 자신의 관절 상태에 맞는 적절한 운동을 해야 한다는 것이다. 완만한 산길을 선택해서 점차 거리와 속도를 높여간다. 경사가 심한 산이나 계단을 내려가는 일은 무릎에 충격을 주므로 가능하면 피한다. 한 번 걸을 때 약 30분 이상 걷고 거리는 3km 정도가 적당하다. 산행 후 통증이 심해지거나 무릎이 붓는 증상들이 나타나면 일단 다음 산행을 취소하도록 한다.

관절염 환자에게 등산용 스틱은 필수품이다. 스틱을 이용해 걸으면 발에 의존하는 하중을 30% 정도 팔로 분산시켜 체력 소모를 줄일 수 있어 몸의 균형을 유지하는 데 도움이 된다. 특히 하산할 때는 무릎 관절에 체중의 3~5배나 더 되는 하중이 실려 많은 무리를 주기 때문에 스틱을 사용하여 산에 올라갈 때보다 더 천천히 느리게 걸으면서 보폭을 줄이도록 한다. 산을 오를 때에도 무릎, 발목 관절에 걸리는 부하를 분산시키도록 하며 필요하다면 무릎 보호대를 착용하여 무릎에 걸리는 부담을 줄인다. 무릎 보호대를 착용하면 충격이 집중적으로 가해지는 무릎 슬개골 부분에 걸리는 부하를 줄여서 무릎의 연골과 십자 인대의 손상을 방지할 수 있다. 운동을 하지 않을 때에도 장기간 무릎 보호대를 착용하는 경우가 있는데 허벅지 근육이 가늘어질 수 있으므로 한 달 이상의 착용은 권하고 싶지 않다.

산행 중 통증이 느껴지면 일단 멈추고 휴식을 취한 뒤 가벼운 맨손 체조 등으로 몸을 풀어준다. 쪼그려 앉는 자세는 무릎에 큰 부담을 주므로 쉴 때는 쪼그려 앉지 말아야 한다. 경사에서 구부정하게 걷는 자세는 무릎 관절 및 허리에 무리를 많이 주므로 경사에 따라 체중을 이동하여 오르막길에서는 상체를 앞으로 약간 기울이고, 내리막길에서는 적당한 위치에서 균형을 잡아야 한다. 이때 무릎을 약간 굽히거나 발목을 이용해 관절의 부담을 분산시키도록 한다.

평상시의 운동은 가급적 의사의 지시에 따라 자신에게 맞는 운동을 하는 것이 바람직하다. 대체로 지구력을 기를 수 있는 운동으로는 평지 걷기, 수영, 실내 자전거 타기 등을 추천한다. 유연성과 근력을 기를 수 있는 운동으로는 스트레칭과 가벼운 조깅 등을 추천한다.

등산 후 관절이 아프거나 붓는다면 운동의 정도가 지나친 경우이므로 운동량을 줄여야 한다. 급성 관절 통증이 나타날 때는 즉시 등산을 멈추고 경과를 지켜봐야 한다. 외상을 입은 후 2~3일간의 급성 관절 통증에는 냉찜질을 해주고 그 이후에는 온찜질을 해주는 것이 좋다.

제대로 알고 등산하기

- 완만한 산길을 선택해서 한 번 걸을 때마다 약 30분 이상, 3km의 거리를 걷는다.
- 무릎 관절의 부담을 팔로 분산시켜주는 스틱을 사용한다. 특히 하산할 때는 3~5배나 더 되는 하중이 무릎 관절에 실리기 때문에 반드시 사용하도록 한다.
- 걸을 때에는 경사면에 따라 상체를 약간 앞으로 기울이고 무릎을 약간 굽히거나 발목을 이용해 관절의 부담을 분산시킨다.

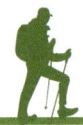

식후 1~2시간 후, 인슐린 주입 후 1시간 지난 다음 오른다
당뇨병

말 그대로 소변으로 당이 나오는 질환인 당뇨병은 우리 몸이 섭취한 음식물을 적절하게 사용하지 못해 혈액 속의 포도당 수치가 정상인보다 훨씬 높은 상태를 말한다. 공복 혈당이 100mg/dl 미만이면서 식후 2시간 혈당이 140mg/dl 미만인 경우 정상이다. 공복 혈당이 126mg/dl 이상이거나 식후 2시간 혈당이 200mg/dl 이상인 경우 당뇨병이다. 공복 혈당이 100~125mg/dl 이상이면서 식후 2시간 혈당이 140mg/dl 이하인 공복 혈당 장애, 공복 혈당이 126mg/dl 미만이면서 식후 2시간 혈당이 140~199mg/dl인 내당능 장애인 경우 당뇨병으로 진행되기 쉬운 당뇨병 직전 단계이다.

당뇨병은 현대인에게 많이 발생하는 질환으로 '21세기 에이즈'로 불릴 만큼 많은 이들이 고통 받고 있다. 대한 당뇨병 학회에 따르면 현재 국내 당뇨병 환자 수만 해도 500만 명으로 추산되고 있으며 이

들 가운데 3분의 1은 신경병증성 통증을 앓고 있는 것으로 나타났다. 당뇨병은 중년층에서 집중적으로 발생하고 있는데 급격한 고령화로 인해 65~75세의 노인층에서는 3명 중 1명이 앓고 있다.

당뇨병을 앓고 있다면 등산 전에 반드시 혈당을 측정해야 하며 식전 혈당 수치가 300mg/dl이 넘으면 등산은 삼가야 한다. 식전 혈당이 지나치게 높은 상태에서 혈당 수치를 낮추기 위해 무리하게 등산길에 오르면 오히려 혈당의 대사를 악화시킬 수 있다. 또한 경구 혈당 강하제나 인슐린을 주입한 후 공복 상태로 하는 식전 운동은 저혈당을 초래할 수 있다. 따라서 당뇨병 환자는 식사를 하고 1~2시간 이후나 경구 혈당 강하제·인슐린을 주입하고 1시간 후에 산행을 시작하는 것이 좋다. 등산 시 자가 혈당 측정계를 소지하고 저혈당 증상이 있거나 의심되면 즉시 혈당을 재봐야 한다. 만일 혈당 변화가 심해 조절이 어렵거나 합병증이 있는 경우라면 등산을 삼간다.

저혈당은 혈당이 70mg/dl 이하로 내려가는 것을 말한다. 등산 중 당뇨병 환자가 위험한 상황에 맞닥뜨리게 되는 것은 종종 저혈당이 되기 때문이므로 등산 전에 혈당치가 100mg/dl 이상인지 확인한 뒤 산을 올라야 한다. 저혈당이 되면 안색이 창백해지면서 신체 모든 기관의 기능이 떨어지기 시작한다. 현기증을 느끼고 다리에 힘이 풀리며 호흡이 가빠지고 전신에 땀이 많이 나며 구토를 하는 등의 증상이 나타나며 심하면 혼수 상태로 진행되어 의식을 잃을 수도 있다. 저혈당 증세가 나타나면 재빨리 누워 안정을 취하고 준비한 사탕이나 초콜릿, 달콤한 음료수 등 당분이 많이 들어 있는 음식을 섭취한 뒤 휴식을 취해야 한다. 저혈당 증세가 나타나면 등산을 지속하지 말고 일행의 부축을 받아 하산하는 것이 현명한 방법이다. 저혈당 환자는 심장 마비가 일어날 가능성 또한 매우 높으므로 등산 시 유의해야 한다.

일반인들은 다소 무리한 산행을 해서 근육이 피로하거나 발에 물집이 잡혀도 회복하는 데에 별다른 어려움이 없지만, 당뇨병 환자는 무리한 산행을 하다가 발에 물집이 생기게 되는 경우 괴사 등의 합병증으로 이어질 수 있으므로 각별히 신경을 써야 한다. 또 산행 전후에 발에 상처가 있는지 반드시 확인하고 작은 상처라도 있으면 즉시 치료해야 한다. 작은 상처라도 쉽게 피부궤양으로 이어질 수 있으며 당뇨병성 괴저의 원인으로 작용한다. 당뇨병성 괴저는 매우 위험한 합병증이다. 뼈까지 진행되면 골수염이 되며 혈관 안으로 세균이 침입하면 생명을 위협하는 패혈증으로 발전할 수 있다. 당뇨병 환자에게서 발 합병증이 잘 생기는 것은 신경 합병증으로 발 감각이 둔화되어 상처를 입기가 쉬울 뿐만 아니라 세균에 대한 저항력이 낮기 때문이다. 발 합병증은 장기간의 병원 생활로 이어질 수 있고 심각할 경우 발을 절단해야 하므로 예방에 힘써야 한다. 땀의 흡수와 건조가 잘되는 기능성 양말을 신고 반드시 등산화를 착용해서 발을 보호하며 등산 중 휴식 시간에 발을 주의 깊게 살피는 태도가 필요하다.

규칙적인 운동은 혈당을 줄이는 효과가 있는데다가 근육이나 지방 세포의 인슐린 감수성을 증가시켜 몸의 혈당 조절 능력을 높여준다. 평소 등산과 함께 가볍게 걷기, 수영, 고정식 자전거 타기 같은 유산소 운동을 꾸준히 해주면 당의 에너지화를 촉진시키는 데 도움이 된다. 단, 이때도 식사를 하거나 인슐린을 주입한 지 1~2시간 후에 운동을 하는 것이 좋다. 따로 시간을 내서 하는 운동도 좋지만 일상 생활에서 많이 움직이는 것도 중요하다는 것을 명심하자.

제대로 알고 등산하기

- 식사를 하고 1~2시간 이후, 경구 혈당 강하제·인슐린을 주입하고 1시간 후에 산행을 시작한다.
- 자가 혈당 측정계와 저혈당에 대비한 사탕, 초콜릿, 음료수 등 당분이 많이 들어 있는 비상식량을 소지해간다.
- 발 합병증에 대비해 땀의 흡수와 건조가 잘되는 기능성 양말과 발을 조이지 않는 등산화를 신는다.

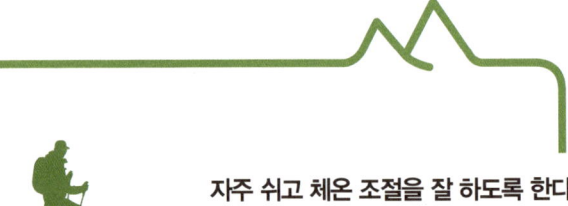

자주 쉬고 체온 조절을 잘 하도록 한다
호흡기 질환

기관지, 폐 등 산소를 받아들이고 이산화탄소를 배출하는 호흡기는 생명 유지를 위해 무척 중요한 기관으로 심장처럼 하루 24시간 쉬지 않고 일한다. 다른 기관과 달리 별다른 여과 과정 없이 외부 환경에 그대로 노출돼 있기 때문에 공기 중의 먼지, 신종 플루를 비롯한 각종 바이러스와 세균 등 외부의 잦은 공격에 시달리는 기관이기도 하다.

이러한 공격에도 우리가 항상 감기나 폐렴에 걸리지 않는 것은 호흡기의 면역 체계 때문이다. 문제는 나이가 들면서 이들 면역력이 저하되는 데 있다. 65세 이상의 노인뿐만 아니라 암·당뇨병 등의 만성 질환을 앓는 성인, 담배나 대기 오염 때문에 생기는 만성 폐쇄성 폐질환 등을 앓는 사람, 그리고 생후 6개월의 소아는 면역력이 약해 호흡기 질환에 취약하다.

만성 기관지염, 천식, 폐렴, 폐기종, 결핵 등을 앓는 호흡기 질환자는 폐활량이 일반인의 70%도 미치지 못하므로 운동을 할 때 각별히 주의를 기울여야 한다. 스트레칭을 생활화하고 가벼운 등산을 즐기면 호흡기 면역력을 높이는 데 도움이 된다.

하루에 20분만 걸어도 5년은 더 산다는 연구 결과도 있다. 단, 등산을 할 때는 쉼 없이 걸어 올라가는 것이 아니라, 5분 오르면 1분 쉬듯 자주 휴식을 취해야 호흡기에 부담을 주지 않는다. 운동을 심하게 하면 면역력이 잠시 동안 떨어져 감기에 걸리기 쉬우므로 무리하지 말고 입보다는 코로 호흡하는 게 좋다. 천식 환자는 산행 중 발작 등이 일어날 수 있으므로 미리 기관지 확장제를 투여하는 등 예방적인 조치가 필요하다. 운동 유발성 천식 환자는 바깥의 찬 공기가 증상을 급격히 악화시킬 수 있으므로 겨울이나 새벽에 하는 등산은 가급적 피해야 한다. 호흡기 질환자는 공기 오염이 심하거나 황사 및 꽃가루 등이 많이 날리는 날씨에는 산행을 피해야 한다.

봄, 가을 환절기에 등산을 할 때는 얇은 옷을 여러 겹 겹쳐 입어야 온도 조절이 쉽다. 등산을 하다보면 몸이 더워져 땀이 나게 되는데 이때 옷을 벗고, 쉴 때나 하산할 때는 땀이 증발하는 과정에서 쉽게 체온을 빼앗길 수 있으므로 고어텍스 재킷 등을 덧입는다. 체온 조절을 제대로 하지 않아 과도하게 땀을 많이 흘리면 땀이 증발하는 과정에서 쉽게 체온을 빼앗겨 근력을 발휘하지 못하고 쉽게 피곤함을 느낄 수 있다. 운동 후에는 곧바로 따뜻한 물에 목욕을 하고 마른 옷으로 갈아입어서 혈액 순환을 좋게 해야 지친 근육을 건강하게 회복시킬 수 있다.

호흡기 질환자는 등산과 함께 일상생활에서 호흡기를 튼튼하게 하는 작은 실천을 병행하는 것이 좋다. 특히 호흡이 얕아지는 노년에는 틈나는 대로 심호흡을 하는 습관을 들이도록 한다. 방 안에서 가족과 함께 자투리 시간을 내어 심호흡과 스트레칭을 동시에 할 수 있는 간단한 운동을 하는 것도 좋다.

면역력이 약해 자주 감기에 걸리는 노년층은 손을 자주 씻는 습관을 들이는 것이 중요하다. 공공장소를 다녀온 후나 다른 사람과 악수를 한 다음에는 반드시 손을 씻고 오염되기 쉬운 손을 얼굴에 가져가지 않도록 해서 손을 통한 감염을 막는다. 손을 씻을 때는 비누를 사용해 깨끗이 씻도록 하는데 손가락 사이, 손금, 손톱 아래에는 균이 들어가기 쉬우므로 특히 꼼꼼하게 씻도록 한다. 산행을 할 때는 물휴지 혹은 손 세정제를 갖고 다니면서 음식을 먹기 전 혹은 손이 더러워질 때마다 사용한다.

평소 호흡기에 좋은 운동을 꾸준히 하는 것도 좋은데 호흡기 질환자에게 좋은 운동은 걷기와 수영을 들 수 있다. 특히 수영은 물에서 하는 운동이기 때문에 건조하지 않아 기침이 날 염려가 없을 뿐 아니라 호흡 기능을 단련시켜 기관지를 건강하게 만든다. 농구, 축구 등은 마른 공기를 마시며 오래 달리게 되어 맥박수를 높이고 기침을 유발할 가능성이 높다. 천식 환자 가운데 운동 때문에 천식 증상이 나타나는 운동 유발성 천식 환자는 차가운 공기에서의 운동을 삼간다.

제대로 알고 등산하기

- 비교적 간단한 코스를 선택해 가벼운 등산을 즐긴다.
- 5분 오르면 1분 쉬는 것처럼 천천히 산을 오르고 호흡은 입보다 코로 하는 게 좋다.
- 노년층은 노화로 인해 호흡이 얕아지기 때문에 틈나는 대로 심호흡을 하는 습관을 들여 폐 기능을 단련시킨다.

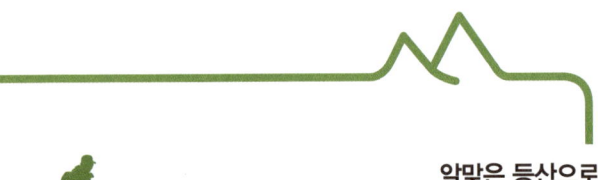

알맞은 등산으로
조골 세포를 활성화한다
골다공증

골다공증은 말 그대로 뼈에 구멍이 숭숭 뚫려 바람 든 무처럼 뼛속이 텅 빈 상태를 말하는데 노년기에 많이 나타난다. 골밀도는 보통 30대 후반에 최대치를 기록하고 그 후로는 서서히 골 소실이 일어나 보통 1년에 1~2%씩 골밀도가 줄어든다. 남성과 여성 모두 40대부터 뼈가 약해진다.

골다공증이 생기면 뼈의 콜라겐과 칼슘이 감소해 뼛속의 구멍이 커지고 뼈의 두께가 얇아져 가벼운 충격에도 쉽게 골절이 일어난다. 골다공증 초기에는 겉모양이나 엑스레이 사진으로는 아무런 변화가 나타나지 않으며 등에서부터 허리에 걸쳐 무겁고 아프거나 쉬 피로감을 느끼는 정도이다. 평소 별다른 증상이 없다가 골절이 발생한 후 발견되는 경우가 많기 때문에 '조용한 뼈 도둑'이라는 별명까지 가지고 있다.

골다공증이 진행되면 겉모양으로도 쉽게 알아볼 수 있을 정도로 등이나 허리가 구부러진다. 이 경우에는 엑스레이에서 변형된 척추체나 압박 골절을 확인할 수 있고 이로 인해 심한 통증을 호소하게 된다. 이때는 삐끗하는 정도의 가벼운 외상으로도 골절이 일어나게 되는데 골절이 많이 발생하는 부위는 척추, 고관절, 손목, 어깨 관절(상완골), 정강이 등이다.

등산은 골격의 성장에 도움을 주고 뼈를 튼튼하게 해주는 최상의 방법으로 알려져 있다. 골다공증 환자는 등산을 할 때 적당한 무게가 실리는 중량 운동을 해야 한다. 운동으로 근육이 수축하면서 골격에 압력이 가해질 때만 뼈를 만드는 조골 세포의 기능이 촉진돼 골밀도를 높일 수 있기 때문이다. 흔히 뼈를 튼튼하게 하기 위해 칼슘과 비타민D 섭취를 권장하는데 이때 운동을 병행함으로써 골다공증 예방에 시너지 효과를 얻을 수 있다.

정도가 심하지 않은 골다공증 환자에게 완만한 코스의 등산은 추천할 만하다. 특히 평소 골다공증으로 치료 받고 있거나 50세 이상의 마른 여성과 같이 골다공증 위험도가 높은 사람이라면 일반인보다 짧고 쉬운 등산 코스를 선택하도록 한다. 등산이 좋다고 무릎이나 허리 관절에 충격을 주는 등산 코스를 선택하면 악영향을 미칠 수 있다. 특히 골다공증 환자는 겨울 등산을 피하는 것이 좋다. 등산로에서 미끄러져 발생하는 골절 사고는 겨울철에 많이 발생하기 때문이다.

일상생활에서 적합한 운동을 꾸준히 하면서 일주일에 1~2차례 등산을 즐기는 것이 좋은데 빨리 걷기, 가벼운 조깅, 자전거 타기를 추천한다. 이러한 유산소 운동과 함께 가벼운 아령 운동, 웨이트 훈련 등의 근력 강화 운동을 병행하는 것이 좋다. 유산소 운동 50%, 근력 강화 운동 50% 비율로 주당 5~6회, 하루 한 시간 정도 운동하는 것이 바람직하다. 제자리 뛰기나 줄넘기처럼 무릎이나 허리 관절에 충격을 주는 운동은 되도록 피한다.

제대로 알고 등산하기

- 골다공증은 뼈에 구멍이 뚫리는 증상으로 주로 노년기에 많이 나타난다.
- 등산을 할 때는 짧고 쉬운 코스를 선택해 일주일에 한두 차례만 가도록 한다.
- 유산소 운동과 근력 강화 운동을 병행하는 게 좋은데, 유산소 운동 50%, 근력 강화 운동 50%의 비율로 주당 5~6회, 하루 한 시간 정도씩 꾸준히 한다.

돌연사의 주범, 심장 마비를 경계하라

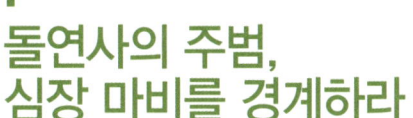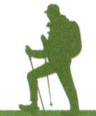

등산은 누구나 즐길 수 있지만 준비 없이 무턱대고 한다면 하지 않느니만 못한 결과를 초래할 수 있다. 특히 주의해야 할 점은 등산 중 돌연사에서 높은 비중을 차지하는 심장 마비의 위험 요인을 사전에 점검하는 것이다. 이를 점검하기 위해선 건강 검진을 통해 자신의 몸 상태를 잘 파악하는 것이 최선이다.

오르막에서 적당한 최대 심박수는 1분에 보통 (220-나이)×0.75로 계산할 수 있다. 운동 전후 맥박수의 차이가 12번 이하이면 신체의 변화에 심장이 민감하게 반응하지 못한다는 뜻이며 이런 사람들은 현재 생활 습관을 그대로 유지할 경우 수년 내에 심장 마비 등 중대한 심장 질환이 나타날 가능성이 정상인보다 약 4배 높다. 자신의 맥박수 변동 수치가 12번 이하이면 주치의와의 상의를 통해 적절한 식이 요법, 운동 요법을 처방 받는다.

평소 다리가 자주 붓거나 다리에 묵직함, 통증을 느꼈던 사람은 심장이나 혈관에 무리를 줄 수 있는 만성 정맥 부전일 수 있다. 만성 정맥 부전이란 다리의 정맥 내 판막이 약해져서 생기는 정맥류 질환과 정맥 혈관의 협착 혹은 폐색으로 인한 혈전증 등이다. 그 결과 다리 정맥의 흐름이 원활하지 않아 다리에 부종, 통증 등이 일어나거나 혈전이 폐동맥을 막는 위험한 합병증을 유발할 수 있다.

이런 상태로 등산을 감행하면 혈류의 갑작스런 변화 때문에 생명에 위험을 초래할 수 있다. 따라서 만성 정맥 부전 때문에 발생하는 이상을 발견하고 치료한 뒤 등산을 해야 한다. 섣부른 태도로 준비 없이 하는 무리한 등산은 질병의 악화 및 합병증을 야기할 수 있다는 점을 명심하자.

이런 사람들에게 완만한 코스의 등산로는 추천할 만한 운동의 하나이다. 등산 전 준비 운동은 선택이 아닌 필수 사항으로, 등산의 부작용을 막을 수 있는 가장 효과적인 예방법이다. 준비 운동을 함으로써 다리와 심장의 혈액 순환이 좋아져 부상과 심장 발작을 예방할 수 있다. 특히 새벽에 등산을 하는 경우에는 철저히 준비 운동을 해주어야 불상사를 막을 수 있다. 꾸준한 준비 운동은 등산 초기의 운동 저항성을 낮춰주는 훌륭한 윤활유 역할을 한다. 외부 활동이 적기 때문에 근육이 약화되기 쉬운 노인들은 걷기나 등산 등과 같은 운동이 좋지만 야외 운동이 쉽지 않은 겨울철에는 간단한 실내 운동을 하는 것도 좋다. 누워서 다리를 올리고 자전거를 타듯이 다리를 휘젓는 동작이나, 의자에 앉아 무릎을 굽혔다 펴는 동작 등을 체력에 맞게 지속적으로 하면 관절과 근육을 강화시킬 수 있다.

운동을 통해 힘과 지구력을 향상시키려면 우리 몸에 저항을 증가시키면 되는데 이것이 운동의 부하 원리이다. 단, 쉬운 것부터 시작해서 운동량과 속도를 점차 늘려나감으로써 신체의 적응 능력을 서서히 향상시키는 것이 중요하다. 자주 사용하는 것이 발전한다는 진화론의 용불용설(用不用說)처럼 정기적인 등산은 우리 몸을 건강하게 해준다. 등산 초기에는 근육도 좀 뻐근하고 피곤함을 느끼기도 하지만 지속적으로 하다보면 체력이 더욱 향상되었음을 느낄 수 있다.

제대로 알고 등산하기

- 운동 전후 맥박 수의 차이가 12번 이하이면 심장 질환이 나타날 가능성이 있으므로 주치의와 상의해 식이 요법과 운동 요법을 처방 받는다.
- 준비 운동은 혈액의 흐름을 좋게 하여 심장 발작을 예방하고 관절과 근육을 부드럽게 만들어 등산 사고와 관절, 근육의 손상을 예방해준다.

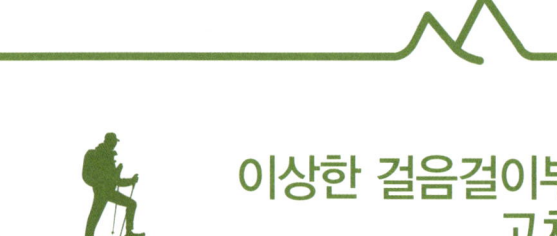

이상한 걸음걸이부터 고쳐라

나이가 들수록 걷는 자세에 변형이 오는 경우가 많다. 나잇살이 붙어 배가 나오거나 관절이 약해지면 구부정한 자세로 불안정하게 걷기 십상이다. 산행을 할 때도 잘못된 걸음걸이를 많이 보게 되는데 대표적인 것이 팔자걸음이다. 팔자걸음은 무게 중심이 갈 지(之)자로 왔다 갔다 해서 에너지를 더 낭비하게 되는 잘못된 걸음걸이로 발끝과 무릎이 일자가 되도록 자세를 고친다.

산에 오른다고 너무 긴장해서 걷는 것도 좋지 않다. 양어깨에 힘을 빼고 편한 자세로 무릎은 조금만 올리면서 리드미컬하게 걷는다. 기운 없이 발을 질질 끄는 걸음걸이도 좋지 않은 자세이다. 처음 등산을 하는 사람 중엔 다른 사람을 따라잡으려는 급한 마음에 보폭을 넓게 벌려 걷는 경우가 있는데, 무리하게 보폭을 넓히면 상하 운동이 심해져서 쉬 피로해지기 쉽다. 등산은 오랜 시간 걷는 운동이므로 필요 이상으로 피로를 증가시키지 않고 다리 힘에 여유를 간직해두는 것이 중요하다. 그렇다고 너무 느리게 걸으면 도리어 피로가 늘어나므로 컨디션에 따라 걸음의 균형을 맞추는 것이 중요한데 거친 숨을 쉴 정도의 걸음이 되지 않게 주의한다. 걸을 때 생기는 피로도는 속도와 보폭에 영향을 받는데, 일반적인 성인이 평지에서 걸을 때 보폭은 보통 75cm, 분당 114보 정도가 적당한 것으로 알려져 있다.

경사진 길을 오를 때는 무게 중심이 뒤로 가기 때문에 허리를 꼿꼿이 세우지 말고 상체를 앞으로 굽히고, 경사가 급할수록 보폭을 좁힌다. 내리막길에서는 몸의 무게 중심보다 다리가 앞으로 가 상반신이 뒤로 젖혀지고 발이 미끄러지기 쉬우며 가속도가 생겨 위험하므로, 몸을 앞으로 약간 기울이고 무릎을 살짝 굽혀 천천히 걷는 것이 바른 방법이다. 이렇게 하면 머리의 위치와 허리의 무게 중심이 지면과 평행하게 움직인다.

옆으로 흔들며 걷는 자세도 좋지 않다. 체중이 많이 나가고 몸집이 큰 사람이 이렇게 걷는 경우가 많은데, 이는 무거운 체중이 지나치게 한쪽 발에 번갈아 실리면서 쏠리거나 보폭이 너무 크기 때문이다. 이렇게 걷는 경우 몸의 움직임이 많아 쉽게 피곤을 느끼고 오래 걷기도 어렵게 된다. 따라서 무게 중심을 잘 유지하면서 보폭을 좀 더 좁히고 걷는 게 좋다.

신발 바닥은 잘못된 걸음걸이를 반영한다. 바닥이 닳는 모양을 보면 발의 이상을 알 수 있는데 보행 시 가장 먼저 땅에 닿는 부분이 뒤꿈치 바깥이므로 그 부분이 다른 곳보다 좀 더 많이 닳는 것이 정상이다. 신발 바닥의 앞쪽이 많이 닳아 있으면 아킬레스건이 짧아져 뒤꿈치가 일찍 들리고 앞부분에 힘이 많이 실리게 되는 경우이다. 신발 뒤꿈치 바닥의 안쪽이 많이 닳았다면 심한 평발인 경우이다. 평발은 타고 나는 것이기 때문에 예방할 수 없지만 체중 조절을 잘하여 비만이 되지 않도록 관리함으로써 악화되는 것을 막을 수 있다.

제대로 알고 등산하기

- 양어깨의 힘을 빼고 편한 자세로 무릎을 조금만 올리면서 리드미컬하게 걷는다.
- 너무 급하거나 느리게 걸으면 피로가 늘어나므로 숨이 차지 않은 정도로 걸음의 균형을 맞춰간다.
- 오르막길에서는 상체를 앞으로 굽히고 경사가 급할수록 보폭을 좁힌다. 내리막길에서는 몸을 앞으로 약간 기울이고 무릎을 안으로 살짝 굽혀 천천히 걷는다.

제2의 심장, 발 건강을 지키자

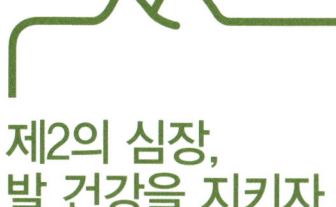
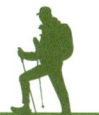

사람이 평생 걷는 거리는 줄잡아 지구의 네 바퀴 반이다. 레오나르도 다빈치는 발을 '미학과 공학의 완성품'이라고 예찬했다. 그럼에도 불구하고 발은 우리 몸에서 가장 홀대 받고 있다 해도 지나치지 않다. 온갖 지저분한 것은 다 밟고 다녀야 하고 좁은 신발 안에서 숨도 제대로 못 쉰 채 땀과 곰팡이균에 시달려야 한다. 발이 불편하다고 병원을 찾는 사람은 드물다. 나이가 들수록 평소 소홀했던 발에 관심을 가져주길 바란다.

걷는 행위를 담당하는 발에는 모세 혈관이 밀집되어 있어 걸을 때 압력을 받아 혈액을 심장으로 올려 보내는 데 도움을 준다. 그러므로 발을 사용하지 않으면 그 역할을 대신해야 하는 심장에도 부담을 주게 된다. 이것이 발을 '제2의 심장'이라고 부르는 이유이다.

사람의 얼굴이 제각각이듯이 모든 발은 다르다. 어떤 발은 무리를 해도 불평하지 않지만 대부분의 발은 유감스럽게도 그렇지 않다. 심지어 어떤 이들은 편한 신발을 신고도 조금만 걸어도 발의 통증을 호소한다.

인체의 하중을 고스란히 견뎌내는 발에 문제가 생기면 자세와 보행이 변화되고 따라서 무릎과 골반, 척추 등 근골격계의 균형이 깨지며 요통이나 관절통 등의 원인이 된다. 발의 문제가 온몸의 건강에 영향을 미칠 수 있지만 거꾸로 온몸의 건강이 발에 영향을 미칠 수도 있다. 예컨대 당뇨병, 관절염, 좋지 않은 혈액 순환, 뇌졸중(중풍), 골다공증 등은 발에 문제를 일으키기 때문에 발을 진찰할 때 미처 알지 못했던 질환을 처음 발견할 수도 있다.

비만은 다양한 성인병을 유발하는 것으로 알려져 있지만 발에도 문제를 일으킨다. 뒤꿈치 통증과 발 아치가 무너지는 평발 등 몇몇 형태의 발 질환은 과체중의 사람들에게서 비교적 흔히 발생한다.

나이 또한 무시할 수 없는 발 건강의 요인이다. 젊은이의 발은 회복력이 좋아 작은 손상은 거뜬히 회복되지만 나이가 들수록 발의 회복력이 떨어지고 크고 작은 손상이 누적된다. 그런 까닭에 사람이 나이가 듦에 따라 발이 점점 더 불편해지는 것이다.

건강은 건강할 때 지키는 것이 최선책이다. 발의 건강 또한 평소 발을 잘 관리함으로써 도모할 수 있다. 등산처럼 걷기가 주를 이루는 운동을 꾸준히 하면서 발을 단련하자. 일을 하다가 잠시 짬을 내어 스트레칭을 해주는 것도 발 건강을 지키는 좋은 습관이다. 의자에 앉아 발꿈치를 붙인 상태에서 다리를 쭉 뻗고 무릎을 꾹꾹 눌러준 뒤 양쪽 발목을 돌린다. 마지막으로 발바닥의 움푹 들어간 아치 부분을 엄지손가락으로 지그시 눌러준다.

제대로 알고 등산하기

- 발에는 모세 혈관이 밀집되어 있어 걸을 때 압력을 받아 혈액을 심장으로 올려 보내는 데 도움을 준다. 발을 사용하지 않으면 그 역할을 대신해야 하는 심장에도 부담을 준다.
- 등산처럼 걷기가 주를 이루는 운동을 꾸준히 하면서 발을 단련시켜야 한다.

Chapter 05

계절에 따라
등산법도 다르다

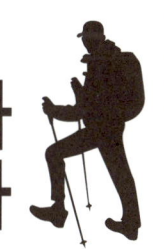

산은 변화무쌍하며 다양한 얼굴을 숨기고 있다. 같은 등산로라도
계절에 따라 다르고 아침과 낮, 저녁의 환경이 전혀 다른 곳이 바로 산이다.
떼려야 뗄 수 없는 등산과 계절의 관계를 바로 알아
앞으로는 산에 갈 때 계절에 따라 제대로 준비하자.

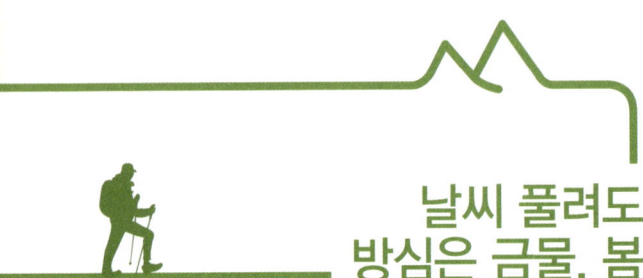

날씨 풀려도 방심은 금물, 봄

위험이 도사리고 있는 해빙기의 산

　해빙기인 초봄의 산은 여기저기 위험이 도사리고 있다. 봄철에는 낮과 밤의 기온차가 심하다. 낮에는 눈이나 얼음이 녹아 그 물이 땅에 스며들고 밤에는 종종 기온이 영하로 내려가 땅 밑에 성에가 생기는데 그때 커진 부피로 인해 땅과 바위가 살짝 들뜬다. 다음날 낮이면 성에가 다시 녹는 과정이 되풀이되는데 언 땅이 녹으면서 바위나 돌이 흔들리고 낙석, 지반 붕괴, 산사태로 이어진다. 이런 길에 대비해 아이젠 등 겨울 산행 장비를 반드시 준비해야 한다. 또한 이른 봄의 산은 미처 예상치 못한 곳에 눈이 쌓여있거나 눈이 어중간하게 녹아 땅이 질척이는 곳이 많기 때문에 짧은 코스라도 일반 운동화를 신지 말고 방수가 되면서 기능이 뛰어난 등산화를 준비하는 것이 중요하다.

낙석이나 지반 붕괴, 산사태를 만나면 대형 사고로 이어지므로 주의를 기울여야 하는데 기온이 올라가 낙석의 위험이 가장 높은 오후를 조심해야 한다. 흙더미나 돌무더기 등 산사태의 흔적이 있는 곳, 좁은 골짜기의 산비탈 등은 위험 구간이므로 가능하면 돌아가도록 하며 길을 잘 살펴가면서 산행 속도를 조절한다. 곳곳의 채 녹지 않은 언 땅에는 살얼음이 있을 수 있는데 이런 길에서는 미끄러짐, 추락이 잦으므로 이곳 또한 피해 가야 한다. 낙석의 위험이 있는 곳이나 암벽 등을 오를 때는 반드시 안전모를 쓰고 로프에 걸려 돌이 떨어지지 않도록 주의해야 한다. 낙석이 일어났을 경우에는 무조건 몸을 웅크릴 것이 아니라 돌이 굴러 떨어지는 방향을 확인하고 '낙석'이라고 재빨리 외친 뒤 몸을 피하도록 한다.

여름이나 가을철과 비교했을 때 해빙기에 발생하는 안전사고가 부상이 훨씬 심각하다는 점을 명심하자. 해빙기의 봄 산에서는 낙석이나 미끄러짐에 의해서 발목이나 허리에 부상을 당하는 사고가 많다. 염좌, 인대 손상, 관절 손상 등은 봄철 산행에서 가장 조심해야 할 부상들이다. 더구나 초봄의 우리 몸은 겨우내 낮은 기온에 익숙해져 있다. 따라서 근육과 관절, 인대 등이 수축된 상태이기 때문에 유연성이 크게 떨어져 부상의 정도가 더욱 심하다. 평소에 유연성 운동을 하고 등산 전후 스트레칭으로 유연성을 높인 뒤에 등산을 하는 것이 이러한 사고에 대처할 수 있는 방법이다.

저체온증에 대비하는 옷차림

고도가 높아질수록 기온은 낮아진다. 산 아래는 봄기운이 완연한 3월이 되었다고 해도 산에 들어서면 겨울처럼 춥게 느껴지는 것은 그러한 차이에서 비롯되며 700~800m급의 산은 평지보다 약 5℃ 정도 낮다. 따라서 산에서는 이른 봄의 낮 동안에도 거의 영하의 기온이 유지된다. 여기에 비바람이라도 더해지면 체감 온도는 급격히 떨어진다. 그러므로 산 밑의 포근한 기온만 믿고 가벼운 옷차림으로 산을 오르는 것은 자칫 저체온증으로 이어질 수 있어 위험하다.

평지보다 기온이 낮고 습한 산의 특성상 체온이 떨어지는 일은 부지불식간에 일어나며 심각한 지경에 이르기 전까지는 특별한 증상이 나타나지 않아 대수롭지 않게 넘기기 쉽다. 하지만 일단 증상이 나타나면 걷잡을 수 없는 상태에 이르는 경우가 많다. 처음 증상이 나타나서 허탈 상태에 이르는 데는 1시간도 걸리지 않으며 죽음에 이르기까지는 2시간도 채 걸리지 않는다. 적응력이 떨어지는 노약자의 경우 저체온증은 협심증과 심장 마비 등 급성 심장 질환과 뇌졸중을 초래하기도 한다.

봄 산에 갈 땐 반드시 따뜻한 옷차림으로 저체온증에 대비해야 하는데 두꺼운 옷을 입기보다는 부피가 작으면서 보온 효과는 극대화시킬 수 있는 옷을 여러 벌 입고 가는 것이 좋다. 산행을 하다가 땀을 많이 흘렸을 때는 신속히 젖은 옷을 여벌 옷으로 갈아입는다. 젖은 옷을 입은 경우 마른 옷을 입었을 때보다 240배나 빠르게 열이 빠져나가기 때문이다.

여벌 옷으로는 가볍고 보온성이 좋은 폴라폴리스 소재의 재킷이나 모직류의 남방, 갑작스런 눈비와 강풍에 대비해 방수와 방풍 기능을 겸한 윈드 재킷을 꼭 준비하도록 한다. 비교적 고도가 높은 산을 오를 때는 장갑, 우모복, 방한모, 얼굴을 덮을 수 있는 발라클라바 등을 챙기는 것이 좋다. 잔설에 젖기 쉬운 장갑과 양말도 여유 있게 가져가 동상의 위험을 방지하도록 한다.

호흡기와 눈을 위협하는 황사와 꽃가루

봄철 등산의 불청객인 황사와 꽃가루를 가볍게 여겼다간 건강을 해치기 십상이다. 우리 몸에서 황사와 꽃가루에 특히 취약한 부위가 호흡기와 눈이다. 봄철 건조한 중국 고비 사막과 타클라마칸 사막 등지에서 발생하는 미세한 흙먼지인 황사가 발생하면 시야가 흐려진다. 뿐만 아니라 황사는 호흡기로 깊숙이 침투해 기관지염, 알레르기성 비염, 천식 등 호흡기 질환을 일으키고, 눈 속으로 들어가 결막염 같은 눈 질환을 유발하기도 한다. 미세 먼지 속에 포함된 중금속은 곧바로 질병을 일으키지는 않지만 호흡기 등에 깊숙이 침투해 장기적인 손상을 줄 수 있다.

1시간 평균 미세 먼지 농도 400㎍/㎥ 이상이 두 시간 동안 지속될 것이라 예상될 경우 '황사 주의보', 800㎍/㎥ 이상이 두 시간 동안 지속될 것이라 예상될 경우에는 '황사 경보'가 발효된다. 황사 주의보가 발령되면 그저 옅은 황사가 발생한 것뿐이라고 대수롭지 않게 넘기는데, 황사의 정도가 심하지 않다고 방심하면 안 된다. 황사 미세 먼지 농도가 200㎍/㎥ 정도를 넘어서면 일반인의 건강에도 영향을 주는데 이는 황사 기간에 호흡기 질환자가 약 20% 정도 증가한다는 기록만 봐도 알 수 있다.

따라서 황사가 발생하면 농도에 상관없이 대비를 하고 산행을 하는 것이 좋은데 기관지 확장증 등 만성 호흡기 질환자, 심장 질환자, 노약자 등은 가급적 산행을 하지 않는 것이 좋다. 고도가 높은 곳은 상대적으로 미세 먼지 농도도 높기 때문이다.

봄바람에 흩날리는 꽃가루 때문에 발생하는 알레르기는 알레르기성 비염을 일으킨다. 알레르기성 비염은 콧물이 줄줄 흐르고 피곤하며 연속적으로 재채기를 하는 것이 특징인데 이는 감기 증세와 비슷해 종종 감기로 오인하기도 한다. 알레르기성 비염은 감기와 달리 콧물이 하얗고 체온이 오르지 않는다.

황사가 발생하거나 꽃가루가 흩날리는 시기에 산행을 할 때는 마스크와 보안경을 준비해서 호흡기 및 눈 질환에 대비해야 한다. 마스크는 일반 마스크가 아닌 미세한 황사와 꽃가루를 거르는 필터가 달린 전용 마스크인지를 확인해야 한다. 일반 마스크가 미세한 황사와 꽃가루를 제대로 걸러내지 못하는 반면, 전용 마스크는 0.3μm 크기의 미세 먼지도 99%까지 걸러낼 수 있다. 여기에 보안경을 껴서 눈을 보호한다. 더불어 물을 자주 마셔 기관지 점막을 부드럽고 촉촉하게 유지하도록 한다. 등산을 마치고 귀가하면 세심하게 목욕을 하여 미세 먼지와 꽃가루로 인한 피부염을 예방하고 구강 세척제로 양치를 하는 것이 좋다.

따스한 봄볕, 피부엔 독

속담에 '봄볕에 며느리 내보내고 가을볕엔 딸을 내보낸다'는 말이 있을 정도로 봄볕은 강하다. 햇빛 속의 자외선은 기미와 주름의 원인이자 촉매제로 널리 알려져 있어 미용적인 관점에서만 생각할 수도 있는데 심한 자외선은 광자극성 피부염과 피부암 등의 질환을 일으키기도 한다. 따스하다고 방심하면서 쪼인 봄볕이 피부에 독이 될 수 있으니 봄 산에 갈 때는 반드시 자외선 차단에 신경을 써야 한다.

초록이 싱그러운 산이라면 자외선 걱정도 덜할 것 같지만 산이라고 해서 피부의 안전지대는 아니다. 자외선을 막는 데 가장 큰 역할을 하는 것은 자외선 차단제이다. 자외선 차단제에 관한 정보는 '여름'편에 자세히 다뤄놓았으니 참고하자.

모자는 앞에만 챙이 있는 것보다는 적어도 8cm 이상의 챙이 사방에 둘러져 있는 것을 써야 얼굴, 목 등의 피부 손상을 막을 수 있다.

챙에 자외선 차단 필터를 붙인 썬캡의 경우 자외선을 95% 정도 막을 수 있다. 그늘도 자외선의 안전지대는 아니므로 그늘 밑에서 쉴 때도 모자를 쓰고 있는 것이 바람직한 자외선 차단법이다.

제대로 알고 등산하기

- 초봄은 해빙기이므로 낙석, 지반 붕괴, 산사태에 대비해 아이젠 등의 겨울 산행 장비를 반드시 준비해 가야 한다.
- 흙더미나 돌무더기 등 산사태의 흔적이 있는 곳, 좁은 골짜기의 산비탈, 채 녹지 않은 언 땅 등은 가능하면 돌아가도록 한다.
- 저체온증을 막기 위해 부피가 작으면서 보온 효과는 극대화시킬 수 있는 여벌 옷을 준비한다.
- 필터가 달린 전용 마스크와 보안경을 끼고 물을 자주 마셔 황사와 꽃가루 알레르기에 대비한다.

예측할 수 없는 기후와 강렬한 자외선, 여름

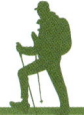

안전을 장담할 수 없는 우중 산행과 계곡 산행

　낭만적인 사람들이 산을 찾는 것인지 산을 찾다보면 낭만적인 사람이 되는 것인지 잘 모르겠으나, 보통 사람 같으면 산행을 꺼릴 날씨에도 불구하고 산행에 나서는 사람들이 적지 않다. 심지어 비바람을 맞으며 하는 산행에서 색다른 낭만을 즐길 수 있다는 얘기를 하는 사람도 있다. 이런 낭만파들일수록 갑작스런 호우가 잦은 여름 산행 준비에 만전을 기해야 한다.

　등산 중 비가 오면 주의할 사항이 많아지는데 먼저 순식간에 생명을 위협할 수 있는 저체온증을 예방하기 위해 방수 재킷이나 비옷을 준비해야 한다. 여기에 방수 기능이 있는 배낭 커버를 준비하여 배낭 속의 물건이 젖지 않게 하고 젖은 옷을 갈아입을 수 있게 여벌 옷과 양말을 챙긴다. 갑자기 체온이 떨어지는 일을 대비해 따뜻한 음료를 준비해가는 것도 좋다. 등산화도 방수 기능이 있는 것을 신도록 한다.

　산행 중 비가 많이 올 때 반드시 피해야 하는 두 가지 길이 있으니 계곡으로 난 길과 바윗길이다. 계곡은 갑자기 물이 불어나 휩쓸리기 쉽고 바위는 물기와 이끼로 미끄러워 낙상 사고의 위험이 높기 때문에 항상 조심해야 한다. 가급적 계곡을 피하도록 하며 계곡을 건너는 것 역시 매우 위험하므로 삼가야 한다. 꼭 계곡을 건너야 할 상황이라면 철제 구조물 등 안전 시설물이 있는 곳이나 상류의 얕은 곳을 선택하도록 하며 자일을 확보한 뒤 건너도록 한다.

　일기예보에서 장마가 끝났다고 해도 방심해선 안 된다. 야영을 할 때는 지정 장소가 아닌 곳에서의 계곡 야영은 반드시 피해야 한다. 장마철이 지났어도 산에서는 국지성 호우가 자주 발생하기 때문이다. 사람이 많은 곳은 싫다고 외진 곳에 텐트를 치면 위기 상황에서 주변의 도움을 받을 수 없으므로 피해야 하고, 텐트의 위치는 계곡보다 높은 곳이어야 한다. 초보자일수록 계곡 옆이나 물가의 바위 위에 텐트를 치는 일이 흔한데 운치가 있다고 생각할지는 몰라도 갑자기 물이 불어날 경우를 생각하면 위험천만한 행동이 아닐 수 없다.

　계곡 아래에는 비가 오지 않더라도 계곡 위쪽에서 비가 쏟아지면 계곡물은 순식간에 불어나므로 계곡 위에서 10여분 정도 비가 쏟아진다면 과감히 철수하도록 한다. 계곡이 많고 산세가 험한 곳은 삽시간에 빗물이 거세게 흘러들기 때문에 빠른 판단과 대처가 필요하다.

대부분의 사람들은 비가 오기라도 하면 텐트 안에서 나오지 않으려는 경향이 있는데 이것 역시 위험을 부르는 일이다. 야영장 주변을 거듭 돌아보고 조짐이 이상하면 즉시 안전지대로 철수해야 한다.

앞에서도 강조했듯이 계곡물은 갑자기 불어나기 때문에 절대로 머뭇거려서는 안 된다. 계곡에 호우가 내릴 때는 가급적 계곡에서 멀리 떨어진 능선 쪽으로 대피한 다음 구조를 기다린다. 호우와 함께 주의를 기울여야 하는 것이 또 있는데 그것은 바로 빗물을 머금은 흙더미에 의한 산사태이다. 나무가 많지 않고 경사가 가파른 흙 사면에서 산사태가 많이 일어나므로 가급적 이런 곳을 피해 산행하도록 한다.

생명을 위협하는 벼락

구름이 강한 상승 기류를 만나 정전기를 띠게 된 상태에서 공기 중이나 지상에 가까워지면 지표면의 전류와 방전을 일으키는데 이 현상을 벼락이라고 한다. 돈벼락, 물벼락 등 예기치 않은 상태에서 뒤집어씀을 일컫는 '벼락'의 또 다른 뜻처럼 벼락은 그야말로 갑작스럽게 찾아온다. 그런데 어쩐 일인지 요즘 들어 여름 산행을 하던 사람들 중에 벼락을 맞아 화상을 입거나 사망했다는 뉴스를 심심치 않게 듣는다.

우리나라에서 벼락 피해는 연중 8월에 가장 빈번하다. 전문가들은 최근 지구 온난화의 영향으로 벼락의 빈도가 더 잦아졌다고 한다. 지구의 온도가 올라가면서 해수의 증발량이 커지고 자연스레 수증기가 증가해 커다란 비구름이 만들어진다. 그 결과 국지성 호우와 벼락이 자주 발생하게 된다는 이론이다.

벼락에 맞은 나무가 갈라지고 폭발하듯 불타는 것처럼 벼락의 위력은 막강하다. 벼락이 한 번 내리칠 때 전기량은 보통 1~10억V에 이르며 온도는 3만℃ 정도라고 하니 말이다. 벼락을 맞는 것은 가공할 만한 위력의 폭약이 일시에 폭발하는 것과 같아서 일단 벼락을 맞으면 웬만해선 목숨을 부지하기 힘들다.

평지보다 고도가 높은 산은 벼락이 내릴 확률이 높다. 산의 정상이나 능선, 노출된 암벽은 특히 위험한 곳이다. 벼락을 피하는 최선책은 계곡처럼 능선 상에 움푹 들어간 곳으로 피하는 것이다. 혼자 서 있는 큰 나무 아래로 대피하는 것은 나무가 피뢰침 역할을 하므로 매우 위험하며 같은 높이라면 평지에 설치된 텐트라도 똑같이 위험하다.

산등성이 같은 고지대, 강가나 계곡 인근 등은 벼락이 칠 확률이 높으므로 보다 안전한 장소로 이동한다. 버너·코펠·각종 암벽 장비 등의 철제 물건, 휴대폰, 무전기, 철책이 가설된 등산로 주변 또한 낙뢰의 표적이 되므로 멀리해야 한다. 벼락이 바위에 떨어지면 방전 전류가 빗물을 타고 바위 전체로 흐른다. 따라서 벼락이 칠 때는 물이 흐르는 홈통바위나 숲이 적은 높은 곳에 돌출된 바위를 피해야 한다.

상당한 거리를 두고 떨어져 있더라도 방전 전류로 인해 위험에 빠질 수 있으므로 마음을 놓아서는 안 된다. 강력한 벼락은 13km 반경까지 전력이 방출되기도 하기 때문이다. 만약 번개 혹은 전기에 감전되었다면 몸 안에서 전류가 지나면서 근육이 손상되어 이로 인해 신장이 망가질 수 있으므로 감전 후 한 달 전후에 신장 기능 검사를 해야 한다.

태풍 속 등산은 금물

2010년 여름 우리나라를 강타한 제7호 태풍 곤파스의 위력은 대단했다. 이 태풍의 순간 최대 풍속은 초속 52.4m에 이르렀는데 이는 철탑이 휘어질 정도의 세기이다. 바람 세기가 초속 14m일 때 나무가 흔들리고 걷기 어려울 정도인 점을 감안할 때 그 위력을 짐작할 수 있다. 이처럼 강력한 태풍의 위력은 지구 온난화의 영향으로 해수 온도가 상승했기 때문인 것으로 전문가들은 분석하고 있다.

우리나라는 주로 7~9월에 걸쳐 3~4개의 태풍의 영향을 받는다. 문제는 이때가 여름 휴가철이라 산을 찾는 사람들이 태풍으로 인한 위험에 노출되어 있다는 점이다. 태풍의 위협이 있는데도 불구하고 모처럼의 휴가라고 산행을 감행한다면 죽음을 불사하는 것과 다르지 않다. 태풍은 200~500mm가 넘는 폭우를 동반하므로 설상가상으로 위험하다. 폭우가 내리면 한여름이라도 몇 분 만에 기온이 10℃ 이상 낮아지기도 하기 때문이다. 일기예보에서 태풍을 경고한다면 선택은 오직 하나, 산행 계획을 취소해야 한다.

열 탈진과 열사병

뜨거운 여름 햇볕 아래에서 2~3일씩 종주 산행을 하다보면 열 탈진과 열사병이 발생할 수 있다. 이 둘은 매우 비슷한 양상을 보여 일반인은 구별하기 쉽지 않은데 대처법에 차이가 있으니 잘 구별하여 대처하도록 하자.

열 탈진은 심한 육체적 활동과 더운 환경에 노출되어 탈수 등으로 체내에 전해질 이상이 발생하여 경련, 무력감, 오심, 기절 등이 발생하는 질환이다. 열 탈진이 발생했을 경우에는 그늘에서 다리를 약간 올리고 충분한 휴식을 취하게 한다. 이때 의식이 있는 상태라면 충분한 수분과 전해질을 공급한다. 의식이 없는 경우에 섣불리 물을 먹이면 기도로 물이 넘어가 폐렴을 유발할 수 있으니 삼가야 한다. 조치를 취했는데도 쉽게 의식을 되찾지 못한다면 호흡과 맥박을 점검하고 속히 병원으로 이송한다. 적절한 치료를 하지 못하면 열탈진이 생명을 위협하는 열사병으로 진행할 수 있으므로 주의한다.

열사병에 걸리면 체온이 40℃ 이상으로 올라가고 맥박이 빨라지며 피부가 건조해지고 얼굴이 붉어진다. 호흡이 거칠어지고 두통, 구토, 현기증의 증상이 나타나며 심하면 의식을 잃는다. 우리 몸은 체온이 상승하면 땀이 배출되면서 온도를 조절한다. 그런데 뇌의 체온 조절 중추의 기능 장애로 직사광선에 장시간 노출되었어도 땀으로 체온이 방출되지 못하면 체온이 올라가면서 열사병이 일어난다. 열사병을 예방하기 위해서는 등산을 하면서 물을 충분히 섭취하고 더위에 지쳤을 때 충분히 쉬는 등 체온을 잘 조절해야 한다. 열사병이 발생한 환자는 그늘로 옮겨 옷을 느슨하게 하고 머리와 몸에 물을 뿌리거나 젖은 수건으로 피부를 적셔서 체온을 떨어뜨려야 하며 39℃ 정도의 체온이 되면 급격히 몸을 식히는 과정을 멈춘다. 계속해서 체온을 떨어뜨리면 심장마비로 이어질 수 있다. 이 역시 열 탈진과 마찬가지로 환자가 의식을 잃은 상태인 경우 섣불리 물을 먹이지 말고 의식을 쉽게 되찾지 못한다면 병원으로 이송시켜야 한다.

여름 산에서 체온 상승을 억제하기 위해서는 평소 운동을 통해 체력을 길러 체온 조절 능력을 높여야 한다. 걷기, 가볍게 달리기 등 지구력을 높이는 운동을 꾸준히 하는 사람들은 운동을 하지 않는 사람들보다 체온 조절 능력이 높아져서 더위에 강하므로 평소 이러한 운동을 하는 것을 권장한다.

높이 올라갈수록 강해지는 자외선

여름은 연중 자외선 수치가 가장 높은 계절이다. 자외선은 고도가 300m 상승할 때마다 4%씩 투과율이 증가하기 때문에 산행에서는 햇빛에 의한 화상인 일광 화상을 입는 일이 흔하다. 강렬한 직사광선을 받은 피부는 4~6시간의 잠복기를 거쳐 12~24시간 뒤에 그 증상이 절정에 이르러 빨갛게 변하고 가려우며 욱신거리고 부풀어 올라

물집이 생기거나 얇게 벗겨지기도 한다. 증상이 심할 때는 곧바로 피부과를 찾아 적절한 치료를 받아야 하며 가벼울 때는 얼음찜질이 도움이 된다.

특히 오전 10시부터 오후 3시 사이에는 자외선의 강도가 가장 강하므로 이 시간대에 하는 산행에서는 자외선 대책을 철저히 세워야 한다. 먼저 챙이 넓은 모자와 선글라스는 필수이며 열 탈진이나 열사병은 머리나 목덜미에 햇빛을 직접 쐬면 더욱 잘 발생하기 때문에 뒷부분에 가림막이 부착된 모자를 쓰는 게 좋다.

자외선을 차단할 수 있도록 자외선 차단 기능성 소재의 등산복을 제대로 갖춰 입는 것도 중요하다. 섬유의 자외선 차단 효과는 UPF(UV Protection Factor)로 나타내므로 UPF 마크를 확인하도록 한다. 또한 섬유의 두께가 굵고 촘촘하게 직조된 소재일수록 자외선 차단 효과가 높다.

더위를 피하기 위해서, 통기성을 좋게 하기 위해서 반바지에 소매가 짧은 티셔츠 차림으로 산에 오는 사람들을 종종 본다. 그 의도는 좋으나 그늘이 없는 능선을 오르면서 뜨거운 태양에 장시간 노출되다 보면 피부가 심하게 그을려 일광 화상을 입거나 일사병에 노출될 수도 있다.

태양 광선 속에 있는 자외선은 비타민D를 생성하고 살균 작용을 하는 등 건강에 이로운 점이 많지만, 심한 경우 화상을 입을 수 있으며 피부암을 유발하고 피부 세포를 늙게 해 피부의 노화를 촉진한다. 등산복, 모자, 선글라스도 중요하지만 자외선을 막는 최고의 방패는 단연 자외선 차단제이다. 끈적거리고 얼굴이 하얘진다고 하여 남성들은 잘 바르지 않지만 최근에는 산뜻한 제형의 자외선 차단제도 시중에 많이 나와 있으니 이제부터 자신에게 맞는 자외선 차단제를 구입하고 올바르게 바르자.

자외선 차단제를 고를 때는 자외선 차단 지수(SPF)를 잘 살펴보아야 한다. 황색 인종이 20분 동안 햇볕에 노출되었을 때 피부에 발진이 생긴다고 가정했을 때, SPF20의 자외선 차단제는 20분의 20배인 400분(약 6시간) 동안 자외선을 차단한다. 하지만 햇볕의 강도에 따라, 땀이 나서 지워지는 등의 다양한 요소가 작용하기 때문에 6시간 이내에 자주 덧발라주어야 한다. 돌출되어 있는 부분이 햇빛에 많이 노출되므로 코에 좀 더 두텁고 꼼꼼하게 바른다. 머리가 벗겨졌을 경우에는 그 부위에도 빠뜨리지 말고 바르도록 한다.

차단 효과는 PA지수(Protection of UVA Grade)로 나타낸다. PA는 +(one plus)에서 +++(three plus)까지 3단계가 있으며 +++(three plus)의 차단력이 가장 강하다. 땀을 많이 흘리는 등산 중 상황을 고려해 땀에도 잘 지워지지 않는 오일 프리 타입이나 스프레이 타입의 자외선 차단제가 좋다. 벌레들을 자극할 수 있으므로 향은 강하지 않은 것으로 고르고 유효 기간이 넉넉한지도 잘 살펴본다.

조난의 위험이 있는 야간 산행

한낮의 수은주가 30℃를 오르내리는 여름에는 열기가 한풀 꺾인 밤에 하는 야간 산행이 인기를 끈다. 밤에는 낮보다 기온이 5℃ 이상 떨어지기 때문에 일사병과 자외선의 위험을 피할 수 있다. 등산 목적지까지 차로 이동한 다음 차에서 잠을 자고 한밤중에 산을 오른 후 다음날 하산하여 귀가하는 산행은 2박 3일 정도의 일정을 1박 2일로 단축하기 때문에 무박 산행이라고도 한다. 시간이 절약되니 바쁜 현대인들에게 인기가 높고 밤 산이 주는 매력도 한몫한다.

최근에는 밤에 하는 운동이 건강에도 이롭다는 연구 결과가 나오면서 야간 산행을 즐기는 인구가 부쩍 늘고 있다. 미국 시카고대학 연구팀에 따르면 오후 7시쯤 운동을 할 때 신진대사와 신체 각성도를 높이는 부신피질 및 갑상선 자극 호르몬의 분비량이 가장 신속하게 증가하여 낮에 하는 운동보다 효율이 더 높은 것으로 드러났다. 그동안 밤에는 식물에서 이산화탄소가 나와 운동을 하는 것이 이롭지 않을 것이라는 선입견도 없지 않았으나 실제로 발생하는 이산화탄소의 양은 극히 적어 운동에 방해가 되진 않는다.

그러나 야간 산행에서는 어두움이 위험 요소로 작용한다. 인공 불빛인 랜턴에 의존해야 하기 때문에 시야 확보가 어려워 길을 잃거나 일행과 헤어지는 등의 돌발적인 사고에 노출될 위험이 크다. 그러므로 혼자 산행하기보다는 동반 산행을 하고 동반자들 중에 낙오자가 생기지 않도록 팀워크를 정비해야 한다. 산행 전에 일기예보를 숙지하고 미리 익숙한 등산로를 선택해 코스를 정한다. 또 헤드 랜턴, 야광 소재의 등산복이나 야광 물체가 부착된 가방 등을 착용하도록 한다. 여름철이라도 산에서는 일교차가 심하므로 긴팔의 여벌 옷을 준비하여 저체온증을 예방한다.

제대로 알고 등산하기

- 갑작스런 호우에 대비해 방수 재킷, 비옷, 방수 기능이 있는 배낭 커버, 여벌 옷과 양말을 준비한다. 계곡에 호우가 내릴 때는 계곡에서 멀리 떨어진 능선 쪽으로 대피한 다음 구조를 기다린다.
- 벼락이 치면 철제 물건(휴대 전화, 버너, 코펠, 암벽 장비 등)을 빼두고 계곡처럼 능선 상에 움푹 들어간 곳으로 피한다.
- 열 탈진과 열사병을 예방하기 위해서는 등산 중 물을 충분히 섭취하고 더위에 지쳤을 때 충분히 쉬어야 한다. 또한 평소 운동을 통해 체력을 길러 체온 조절 능력을 높여야 한다.
- 등산복을 고를 때는 UPF 마크를 확인한다. 자외선차단제는 SPF 수치가 높고, +가 많이 붙은 것으로 고른다.

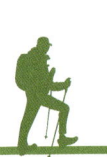

단풍으로 물든 산이 보내는 적신호, 가을

특히 주의해야 할 온도 변화

　가을 산행을 준비할 때 가장 우선시해야 할 것은 급격한 온도 변화에 대한 대비이다. 청명한 하늘을 만드는 고기압 기류 뒤에는 빠르게 움직이는 한랭 전선이 펼쳐져 있어 순식간에 온도를 떨어뜨린다.

　특히 가을 산에서는 한낮과 저녁의 일교차가 10℃ 이상 나는 것이 보통이다. 더욱이 고도가 높은 산 정상에서는 기온이 급격히 떨어질 수 있다. 산 아래에서는 초가을의 더위를 만났더라도 산 정상에는 영하의 기온으로 얼음이 얼거나 눈이 오는 경우가 허다하다. 이렇듯 가을은 온도가 변덕스럽기 때문에 산행 중 비를 만나면 주저 말고 하산하라는 불문율을 잊지 말아야 한다. 온도의 차이가 심해지는 이른 아침이나 땅거미가 지는 시간에는 체온 유지에 만전을 기해 부지불식간에 찾아오는 저체온증의 위험에 대비해야 한다.

체온을 유지하는 데 방풍·방수 기능의 옷은 필수품이며 평상복이나 얇은 옷만 입고 산에 가는 것은 절대 삼간다. 또한 얇은 옷을 여러 벌 겹쳐 입어 체온 조절을 용이하게 한다. 얇은 우모복(또는 얇은 스웨터), 모직 남방부터 체온이 쉽게 소실되는 몸의 끝 부분을 보온할 수 있는 보온 장갑, 보온 모자도 준비하는 것이 좋다. 일교차가 심한 가을 산에서는 열량 소모가 크므로 고단백·고열량의 비상식량과 따뜻한 물이나 차 등을 준비하는 것도 바람직하다.

가을 해는 생각보다 짧다. 산 전체를 수놓은 단풍에 마음을 빼앗겨 시간을 지체하지 말고 해가 남아있을 때 여유 있게 하산하도록 한다. 일조 시간이 짧아 금세 어두워져 길을 잃기 쉽기 때문이다. 만약을 대비해 헤드 랜턴을 준비하도록 하고 예비 전구와 건전지도 챙긴다. 조난을 대비해 통신 수단도 챙겨 가는 것이 좋다.

여름에서 가을로 접어들면서 일몰 시간 또한 빨라지므로 어둠과 함께 안개도 주의해야 한다. 가을철과 초겨울에는 안개가 자주 발생하는데 안개는 가시거리를 짧게 만들고 방향 감각을 잃게 한다. 시계가 흐려짐에 따라 두려움과 불안이 가중되어 발을 헛디뎌 넘어지거나 추락 사고를 당하기도 쉽다. 도저히 길을 알 수 없을 정도로 짙은 안개를 만났다면 산을 헤매지 말고 제자리에 멈추어서 119에 구조 요청을 한 뒤 기다리도록 한다.

산 전체를 태우는 작은 불씨

애연가들은 공기 좋은 산에서 피우는 담배 한 대의 맛을 천하일미로 꼽고 식도락가들은 멋진 계곡에서 즐기는 음식을 예찬한다. 그러나 이는 산을 진정으로 사랑하는 사람의 자세라고 할 수 없다. 가을철 산불은 등산객들의 담뱃불이나 취사 행위, 논·밭두렁 소각 등 사소한 부주의에서 비롯되기 때문이다.

북한산 국립 공원의 경우, 최근 10년간 가을철 산불 발생 원인은 입산자 실화가 90% 이상을 차지한다. 순간의 쾌락을 위한 대가는 상상을 초월한다. 2000년 동해안에서 발생한 초대형 산불은 2만 3,000ha의 산림을 태웠고 2005년에 강원도 양양의 대형 산불로 1,000ha의 산림이 재가 되었으며 소중한 문화유산인 낙산사가 소실되었다. 건조한 가을 산에서 무심코 지나친 작은 부주의는 아름다운 생명의 터전을 한순간에 잿더미로 만들 수 있다는 것을 잊지 말자. 산불로 인해 훼손된 산림은 무려 50년 이상을 가꾸고 기다려야 숲의 모습을 갖추게 된다.

우리나라는 국립 공원을 비롯한 대다수의 산에 담배와 라이터, 버너 등 인화성 물질을 소지하고 입산을 하거나 산에서의 취사 행위를 금하고 있으므로 규정을 준수하도록 한다. 지정된 장소가 아닌 곳에서는 취사, 야영, 모닥불을 피우는 행위, 흡연을 삼가도록 하고 지정 장소에서 취사를 할 때는 바람에 불씨가 날아가지 않도록 조심한다.

만일 산불이 일어났을 때에는 지체하지 말고 가까운 지방 산림관서나 119로 신고해 초기 진화가 이루어지도록 해야 한다. 건조한 가을 산에서는 불이 삽시간에 번지므로 화상과 질식의 위험이 높다. 산불은 바람의 방향대로 퍼지므로 산불의 진행 경로에서 빨리 벗어나도록 한다.

기승을 부리는 가을철 발열성 질환

가을철은 발열성 질환이 기승을 부린다. 신증후성 출혈열, 쯔쯔가무시병, 렙토스피라증 등 가을철 발열성 질환자의 수는 최근 3년간 전국적으로 매년 6,000명 가까이 된다. 이들 가을철 복병을 대수롭지 않게 생각했다가는 건강을 위해 찾은 산에서 건강을 잃을 수도 있다. 산행 후 발열, 오한, 근육통과 같은 감기 증세가 나타난다면 가볍게 넘기지 말고 병원을 찾아 정확한 진단을 받도록 한다.

유행성 출혈열로 잘 알려진 신증후성 출혈열은 가을철 야외에서 감염되기 쉬운 열성 질환이다. 한탄강 지역에서 많이 발생한다고 해서 '한탄 바이러스' 또는 '한타 바이러스'라고도 하는 이 질환은 등줄쥐와 집쥐 등 매개체의 배설물에 섞여 분비된 바이러스가 공기 중에 떠다니다가 인체의 폐로 흡입되어 발병하는 것으로 알려져 있다.

감염이 되면 2~3주간의 잠복기를 거쳐 발병하는데 3~6일 정도 지속적인 고열, 오한, 두통, 요통 등을 수반하며 구토와 복통을 일으키기도 한다. 50% 정도의 환자는 급성 신부전증이 일어난다. 나아가 내출혈, 만성 신질환 등의 합병증까지도 일으킬 수 있으며 사망에 이르기도 한다.

산길에 눕거나 앉을 때에는 깔판을 사용하도록 하며 자연을 만끽한다고 무턱대고 풀밭에 눕거나 앉지 말아야 한다. 풀밭에 맨살로 앉거나 맨발로 걷는 건 절대 금해야 한다. 산행 후 1~2주 내에 감기 증상이 있으면 전문의를 찾아 진료를 받도록 하며 야외 활동이 많은 사람이라면 예방 주사를 맞아야 한다.

쯔쯔가무시병은 쯔쯔가무시균에 감염된 털진드기 유충에 물렸을 때 발생한다. 관목 숲에 주로 서식하는 털진드기는 들쥐나 야생 동물에 기생한다. 맨살로 풀밭에 누웠을 때 진드기에 물리거나 벗어놓은 옷, 신발, 돗자리 등에 침입한 진드기에 물려 감염된다. 감염 후 열흘 정도 잠복기를 거치고 급성으로 발전하며 두통, 발열, 오한, 발진, 근육통 등을 일으키고 물린 부위에 부스럼 딱지가 생긴다. 초기에 발견해 항생제로 치료하면 빨리 낫지만 단순한 감기로 착각해 치료 시기를 놓치면 폐렴, 심근염 등으로 발전할 수 있으므로 주의해야 한다.

가을철 발열성 질환을 예방하기 위해서는 유행 지역으로의 산행을 자제하는 것이 상책이다. 산행 시 풀밭 위에 옷을 벗어 말리거나 눕지 말아야 하며 향수를 뿌리거나 짙은 향의 화장품을 바르는 것도 해충의 접근을 유도할 수 있으므로 삼간다. 옷이나 몸에 벌레 쫓는 약을 뿌려 진드기 등 해충의 접근을 막도록 하며 긴팔 옷 등으로 피부 노출을 줄이고 바짓단을 여며 해충의 침입을 최소화한다.

활개를 치는 뱀, 멧돼지, 벌

오곡과실이 영글어가는 가을 산은 동물들의 천국이다. 다람쥐, 청설모, 고라니 등 다양한 동물이 산을 누비는데 특히 가을철에는 뱀을 조심해야 한다. 긴 겨울 동안 겨울잠에 드는 뱀들은 겨울을 나기 위한 영양분을 몸에 비축해두기 위해 겨울이 오기 전 먹이를 찾아 맹렬히 돌아다니기 때문에 피해 가야 한다.

뱀에게 물렸을 때는 절대 흥분하지 말고 움직임을 최소화한 채 물린 부위를 심장보다 낮게 유지한다. 필요한 경우 물린 부위보다 5~10cm 위를 손수건이나 끈으로 묶어 독의 확산을 지연시킨다. 단, 이때 너무 꽉 묶지 않도록 해야 하며 묶은 부위 아래의 맥박이 정상으로 뛸 정도로 묶는다. 응급 처치가 끝나면 다른 사람의 도움을 받아 하산하고 신속히 119에 신고하여 도움을 받아야 한다.

가을은 멧돼지의 번식 기간이기도 하다. 멧돼지는 자극을 하지 않는 한 사람을 공격하지 않지만 새끼를 거느린 멧돼지는 예민하기 때문에 주의해야 한다. 멧돼지를 만났을 때는 무엇보다 침착해야 한다. 대부분의 등산객이 멧돼지의 공격을 받은 적이 없고 스스로 놀란 나머지 달아나다가 실족해 다치는 사고를 당한다. 황급히 달아날 경우 오히려 멧돼지의 공격 본능을 자극하게 되므로 멧돼지와 마주쳤을 때는 그 자리에서 가만히 멧돼지의 눈을 주시하는 것이 최선이다. 소리를 질러 위협하거나 등을 보이는 것, 돌이나 나뭇가지로 겁을 주는 것도 멧돼지의 공격 본능을 일깨우는 행동이므로 절대 해서는 안 된다. 멧돼지는 시력이 좋지 않으므로 우산 등을 펼치면 바위로 착각해 멈춰 서고 빨간색을 싫어한다는 점도 알아둘 필요가 있다. 야생 멧돼지를 발견하면 신속히 119에 전화해 멧돼지에 의한 사고 및 피해를 예방토록 한다.

꽃이 시드는 가을 산에는 예민해진 벌이 기승을 부린다. 산행 중에 벌통을 발견하면 호기심에 벌통을 자극하는 등산객이 있는데 이는 절대 삼가야 할 일이다. 벌에 쏘였을 때는 벌침이 몸에 남아있는지 확인한 다음 제거해야 한다. 벌침을 잡아서 뽑으려고 하면 피부에 더 깊숙이 박힐 수 있으므로 벌침이 박힌 방향을 잘 살펴보고 손톱으로 튕기듯이 쳐내 제거하거나 족집게로 빼는 것도 한 방법이다. 쏘인 부위는 찬물로 열을 식혀주고 암모니아수를 발라 독소의 산성을 중화시키거나 항 히스타민 연고를 발라준 뒤 신속히 인근 병원에서 치료를 받는다. 만약 환자의 상태가 나쁘다면 119에 도움을 요청한다. 벌에 쏘인 환자를 방치하면 혈압이 떨어지고 맥박이 약해지며 호흡 곤란, 쇼크로 이어지기도 한다.

벌에 쏘이면 알레르기 반응으로 기도가 부어서 호흡 곤란 증상이 생긴다. 이런 경우에는 신속히 환자의 기도를 확보해주는 것이 가장 중요하다. 우선 한 손을 환자의 목 뒤에 넣고 다른 한 손을 이마에 댄 뒤 목을 들고 이마를 밀면 목 부위가 젖혀진다. 그런 다음 이마에 있는 손을 그대로 둔 채 목 뒤의 손을 빼 내어 턱 끝을 들어 올리면 기도가 열린다.

제대로 알고 등산하기

- 얇은 옷을 여러 겹 덧입어 체온 조절을 용이하게 한다. 방풍·방수 기능의 옷, 얇은 우모복, 모직 남방, 보온 장갑, 모자 등을 챙겨 급격한 온도 변화에 대비한다.
- 일조 시간이 짧으므로 해가 졌을 때를 대비하여 랜턴을 준비하도록 하고, 산행 중 짙은 안개를 만났을 경우 헤매지 말고 멈춰 서서 119에 구조 요청을 한 뒤 기다린다.
- 지정된 장소가 아닌 곳에서의 취사, 야영, 모닥불을 피우는 행위, 흡연을 삼가해 산불의 요인을 차단한다. 산불이 났을 때에는 산림관서(1688-311)에 신고하고 산불의 진행 경로에서 빨리 벗어나도록 한다.
- 옷이나 몸에 벌레 쫓는 약을 뿌리고 긴팔 옷 등으로 피부 노출을 줄이고 바짓단을 여며 발열성 질환을 예방한다.
- 뱀이 많은 풀숲에서는 스틱 등으로 휘저어 살핀 다음 움직이도록 하고 물렸을 때에는 물린 부위보다 5~10cm 위를 끈으로 묶어 독의 확산을 지연시킨다. 멧돼지와 마주쳤을 때는 움직이지 말고 가만히 멧돼지의 눈을 주시한다. 벌에 쏘였을 때는 손톱으로 튕기듯이 쳐내 제거한다. 위의 모든 응급 처치가 끝나면 119에 도움을 요청한다.

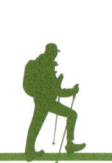

아름다운 설경 속
도사리는 위험, 겨울

아름다운 만큼 위험한 겨울 산, 준비가 최선

설화가 가득한 산만큼 환상적인 풍경도 없을 것이다. 모진 추위와 바람 속에서도 산행의 발걸음을 멈출 수 없게 하는 겨울 산의 매력은 가히 압권이라 할 만하다. 또한 맹추위와 변화무쌍한 기상 변화 등 악조건을 극복하는 데에서 오는 성취감 또한 겨울 산행의 매력이다.

눈 쌓인 겨울 산으로의 산행은 다른 계절에 비해 위험 요소가 많으므로 가벼운 산행이라 해도 철저한 준비를 해야 한다. 겨울 산행에서 허술한 준비는 곧바로 사고로 이어질 수 있으며 저체온증과 동상 등의 질병에도 쉽게 노출될 수 있다. 가장 먼저 일기예보를 잘 살펴 날씨가 좋지 않으면 산행을 감행하지 않도록 한다. 추운 고지대에 오래 머물다보면 체력이 급격히 떨어질 수 있다. 몸이 피로한 상태에서 근력과 심폐 기능이 나빠지면 더 큰 사고로 이어질 수도 있으므로 체력을 분배해가며 산행을 하도록 한다.

산길에 눈이 쌓이면 산행 시간은 평소의 두 배 이상 걸리므로 충분한 시간을 갖고 빨리 떠나 일찍 돌아오는 식으로 시간 계획을 짜도록 한다. 겨울에는 해가 일찍 지기 때문에 오후 4시 이전에는 하산하는 것이 좋다. 시간 계획 없이 산에 올랐다가 지체되면 금세 어둠에 휩싸이게 되는데다가 기온까지 내려가 땀으로 젖은 몸이 빠르게 차가워져 겨울의 강추위에 그대로 노출될 수 있다.

자신의 능력에 맞는 산행 코스를 계획하는 것은 안전한 산행의 첫걸음이다. 자신의 능력에 맞는 목적지를 찾아 코스를 짜기 위해서는 국립 공원 관리 공단 홈페이지(www.knps.or.kr)를 참고하는 게 좋다. '공원 탐방' 코너를 클릭하면 산행 수준, 탐방로, 산세, 날씨, 소요 시간, 거리 등을 두루 살펴볼 수 있다.

위험이 산재해 있는 겨울 산은 혼자 가기보다는 최소한 3명 이상의 인원이 함께 가는 것이 좋다. 또 초보들끼리의 산행보다는 경험이 많은 리더가 동행하는 것이 보다 안전한 겨울 산행을 할 수 있는 비법이다.

추위를 막아주는 기능성 의류

겨울 산의 추위는 맹렬하다. 해발이 100m씩 높아질수록 기온은 0.6℃씩 낮아진다. 초속 1m의 바람이 불면 체감 온도는 2℃씩 낮아진다. 이처럼 강렬한 추위와 바람이 맹위를 떨치는 겨울 산에서 방한 의류는 기본이다.

방한·방풍 기능이 있는 우모 재킷, 폴리에스테르·폴리우레탄·폴리프로필렌 등 합성 섬유로 만든 고소 내의, 고어텍스 재킷, 파일 재킷 등을 준비한다.

단, 추운 날씨에도 산을 오르다보면 땀이 나므로 방한 의류는 보온력과 함께 땀을 배출하는 발수력이 있는 기능성 소재의 옷을 입도록 한다. 면 소재의 겨울 내복을 입고 산행하는 경우가 많은데 반드시 땀 배출이 잘 되는 겨울 등산용 내의를 입어야 한다.

춥다고 산 초입부터 방한 의류를 잔뜩 껴입는 것은 바람직하지 않다. 걷다보면 금세 땀이 나므로 걸을 때는 약간 서늘함이 느껴지도록 입고 쉬면서 땀을 식힐 때 체온이 떨어지므로 가져온 의류를 껴입어 보온하는 것이 중요하다. 손, 발, 머리, 코, 귀 등 몸의 말단 부위는 쉽게 동상에 걸릴 수 있으므로 장갑, 모자, 마스크, 여벌의 양말을 준비한다.

등산화는 보온성과 방수성이 좋고 두꺼운 양말을 신었을 때도 발이 죄이지 않을 정도의 조금 큰 것을 선택하도록 한다. 눈이 등산화 안으로 들어가는 것을 막아주는 스패츠는 땅이 녹아 질척거릴 때도 좋은데 방수가 되고 투습성이 있는 소재인지 확인한다.

휴대용 주머니 난로도 요긴하게 쓰인다. 산행 중 웃옷이나 바지 주머니에 넣고 다니면 빠져나간 체온을 보충할 수 있고 야영할 때 침낭 발밑에 두면 따뜻한 잠자리를 만들 수 있다. 주머니 난로는 연료에 따라 가솔린용과 고체 탄소 연료용의 두 가지 종류가 있다. 가솔린용은 온도조절용 밸브가 있어 열을 조절할 수 있으나 가솔린이 연소하면서 냄새가 나는 단점이 있다. 고체 탄소 연료용은 냄새도 없고 열효율도 높지만 온도 조절이 안 되므로 그 밖의 장점을 비교해보고 선택하는 것이 좋다.

미끄러지기 쉬운 언 눈길

초보자일수록 가벼운 산행이라도 언 눈길의 미끄러짐 사고에 대비하여 아이젠과 피켈을 준비한다. 등산화 바닥에 부착하여 눈 위에서 미끄러짐을 방지하는 아이젠은 가볍고 사용하기 편리한 것이 좋은데 최근에는 시중에 여러 형태의 아이젠이 나와 있으므로 상품 설명을 꼼꼼히 읽어 본인에게 적합한 것을 선택한다.

네발 아이젠은 얼음이나 눈을 딛을 때 착용하는 것으로 바위를 밟았을 때는 미끄러질 수 있으니 조심해야 한다. 피켈은 손잡이가 짧은 빙벽용보다는 일반 등산용 피켈이 더 쓰기 편하다.

눈길이나 빙판길에서 몸의 균형을 잡는 데 아주 유용한 장비인 스틱은 겨울 산행에서 빼놓을 수 없는 용품이다.

등산로가 눈에 덮였을 때

겨울 산에서 가장 자주 일어나는 사고는 길을 잃는 것이다. 익숙한 길이라도 눈이 덮이면 지형지물을 분간하기 힘들어 판단력이 흐려지고 등산로가 아닌 길로 접어들기 쉽다. 특히 눈이 오거나 일몰 후에는 길을 잃는 일이 많으므로 주의한다.

산속에서 길을 잃었을 때는 당황하지 말고 먼저 구조 요청을 한 다음 그 자리에서 위치를 알려줄 수 있도록 전등을 깜빡이거나 호루라기를 불고, 기온이 떨어지면 불을 피워 체온을 확보한 상태에서 구조를 기다리는 것이 최선책이다. 길을 찾겠다고 이리저리 헤매다보면 급격한 체력 소모를 불러일으킬 수 있다. 눈보라가 치거나 해가 진 뒤라서 방향을 알 수 없다면 산행을 즉시 중지한 뒤 신속히 추위를 피해 머물 곳을 찾도록 한다.

저체온증과 동상

다른 계절과 달리 겨울 산에서 땀에 젖은 옷은 곧바로 저체온증으로 이어질 수 있으므로 보온에 신경 쓰도록 한다. 저체온증에 걸리면 먼저 저온에 취약한 중추 신경에 영향이 미쳐 정신 활동 능력이 떨어진다. 말이 또박또박 나오지 않고 온몸을 심하게 떨며 무력감, 권태감, 졸음에 휩싸인다. 증세가 심해지면 환청이나 환시, 의식 혼미 등으로 이어지기도 한다.

차가운 음식은 위장에 탈을 일으킬 수 있으므로 겨울철엔 따뜻한 음식을 필히 준비한다. 체력이 소모되면 저체온증 발병 확률도 높아지므로 초콜릿, 사탕, 건포도, 호두, 육포, 치즈 등 열량이 높은 비상식량을 준비하도록 한다.

저체온증은 눈밭에 털썩 주저앉거나 강풍에 오랫동안 노출되는 행동에서도 비롯되므로 주의한다. 동상은 추위에 노출되기 쉬운 손과 발, 귀, 코 등에 걸리기 쉽다. 이 부위가 추위에 노출되지 않도록 하는 것이 예방의 최선책이다.

저체온증 상태가 되면 스스로 정상 체온으로 돌아가는 것은 불가능하게 되므로 주위에서 적극적으로 체온을 높여주어야 한다. 일단 저체온 증상이 나타나면 생명이 위험해지기까지 채 2시간도 걸리지 않으므로 빠른 시간 안에 마른 옷으로 갈아입고 보온을 해준다. 침낭이 있다면 환자를 침낭 속에 눕히고 따뜻한 음료 등을 먹인 다음 119에 신고하여 구조를 기다린다.

등산화 끝이나 스패츠의 조절 끈 등을 지나치게 꽉 조여 매면 혈액순환이 잘 되지 않아 동상에 걸릴 수 있으므로 주의한다. 손에 피부가 단단해질 정도의 가벼운 동상을 입었다면 손을 겨드랑이에 껴두는 것만으로도 증상이 악화되는 것을 막을 수 있다. 단, 동상 부위에 갑자기 모닥불이나 버너에 직접 불을 쬐거나 심하게 비비는 것은 세포 손상을 일으킬 수 있으므로 절대로 해서는 안 된다. 세포 손상이 일어나면 피부가 검붉게 변하고 무감각해지는데 혈전으로 인해 혈관이 막혀 동상에 걸린 부위뿐만 아니라 훨씬 광범위한 부위에 동상이 진행된다. 38℃~42℃ 정도의 더운 물에 20~30분간 환부를 담그는 방법으로 치료한다. 정신적인 안정감을 갖도록 노력해야 치료 결과가 좋다.

눈사태에 대처하는 자세

국내의 산에서 가장 많은 적설량을 보이는 때는 1월이나 눈사태는 2월에 가장 많이 발생한다. 눈사태는 협곡이나 경사면에 쌓인 눈이 무게, 기온, 바람의 작용 등에 의해 미끄러져 내리는 것으로 25~45°의 경사 지역에서 자주 발생한다. 경사가 55° 이상이면 쌓인 눈이 조금씩 굴러 떨어지게 되어 눈사태가 거의 일어나지 않는다.

눈사태가 나는 곳은 정해져 있으므로 눈사태 다발 지역에 대해 사전 정보를 파악한다. 또한 눈사태는 눈이 내리는 도중이나 눈이 멈춘 다음 하루 사이에 발생한다. 따라서 폭설이 온 뒤 하루나 이틀 동안은 산행을 하지 않는 것이 좋다.

눈이 많이 내린 다음날 기온이 상승하는 오후에는 눈이 뭉쳐지는 힘이 약해져서 작은 충격과 바람에도 눈사태가 일어나게 된다. 만일 눈사태 예상 지역으로 등산을 가게 된다면 기온이 낮은 오전 중에 일찍 통과하는 것이 가장 안전하며, 사고 시 도움을 줄 수 있는 동료를 남겨두기 위해 사람 사이의 간격을 50m 이상 유지한다.

비가 올 때나 한낮에 경사가 급한 바람맞이 사면 아래를 지나는 것은 매우 위험하므로 우회하는 방법 등을 모색한다. 눈 쌓인 경사면에서 큰 소리로 충격을 주는 등 진동을 일으키는 것은 위험을 자초하는 일이다.

눈사태로 매몰된 사람의 주된 사망 원인은 질식사이다. 매몰자를 구출했을 때는 코와 입을 막고 있는 눈을 빨리 제거한 뒤 호흡을 확인하고 저체온증과 기타 외상도 확인해야 한다. 심정지를 확인했다면 곧바로 심폐 소생술을 실시해야 한다.

눈(雪)에 눈(眼)을 다치지 않도록

햇볕이 그다지 세게 내리쬐지도 않은 것 같은데 등산을 갔다 오면 자외선에 피부가 심하게 타 있고 눈이 따끔따끔한 경우가 있다. 자외선은 여름에만 주의하면 되는 거 아니냐고 생각하는 이들이 있는데 이는 큰 착각이다. 설산에서는 피부와 더불어 눈까지 위협하는 반사광을 조심해야 한다. 잔디밭의 반사율이 1~2%이고 콘크리트의 반사율이 5~6%인데 비해 쌓인 눈 표면의 반사율은 무려 80~95%이다.

이렇기 때문에 다른 계절과 마찬가지로 설산을 오를 때에도 자외선에 대비해야 한다. 모자와 마스크 등을 착용해 피부를 최대한 보호한다. 또한 설산을 오르기 30분 전 SPF30 정도의 자외선 차단제를 바르고, 산에 올라서는 2시간에 한 번씩 덧발라주는 것이 좋다.

자외선으로부터 눈을 보호하기 위해서는 UV 코팅이 되어 있는 고글을 착용해주는 것이 좋다. 고글을 구입할 때는 눈 화상을 일으키는 자외선을 90% 정도 걸러줄 수 있어야 하므로 이 점을 꼭 확인하도록 한다. 고글은 사방이 막혀 있어 바람과 추위를 막아주므로 겨울 등산용으로는 선글라스보다 적합하다.

아무런 눈 보호 장치를 착용하지 않은 채 설산에 갔다가는 반사광에 눈을 다치는 설맹(雪盲)이 생길 수 있다. 초기에는 눈이 따끔거리고 이물감이 느껴지며 뻑뻑하지만 증세가 깊어지면 눈을 깜빡이거나 약간의 빛에 노출되는 것만으로도 격심한 통증을 느끼고 눈물이 흐르게 된다. 설맹은 대개 사흘 정도 지나면 자연적으로 치유되지만 시간이 지나도 증세가 호전되지 않으면 반드시 병원을 찾도록 한다. 통증을 가라앉힐 때는 차가운 수건으로 냉찜질을 해주는 것이 좋다.

탈수를 예방하는 따뜻한 음료

기온이 낮고 바람이 많이 부는 겨울 산에서도 많은 양의 땀을 흘리게 되는데 문제는 여름처럼 갈증을 크게 느끼지 못한다는 점이다. 목이 마른 느낌이 거의 없으므로 적절한 수분 섭취를 소홀히 해 탈수증으로 이어질 수 있다. 추위 속에서 찬물을 마시면 더욱 추위를 느끼게 되므로, 탈수를 막아주고 체온을 유지시킬 수 있는 따뜻한 음료를 보온병에 담아가는 게 좋다.

따뜻한 보리차, 현미차, 옥수수차처럼 카페인 성분이 없는 것이 좋으며 술은 일시적인 체온 상승효과만 있을 뿐 오히려 체내의 수분을 다량 배출시키기 때문에 좋지 않다.

제대로 알고 등산하기

- 일조 시간이 짧고 눈이라도 오면 산행 시간이 평소의 두 배 이상 걸리므로 충분한 시간을 짖고 빨리 떠나 일찍 돌아오는(일몰 시간인 오후 4시 징도) 식으로 시간 계획을 찐다.
- 방한 의류와 내의를 입고 장갑, 모자, 마스크, 여벌의 양말, 휴대용 주머니 난로 등과 스틱, 스패츠, 아이젠, 피켈 등의 겨울 산행 장비를 꼭 챙겨간다.
- 길을 잃었을 때는 구조 요청을 한 다음 그 자리에 서서 전등을 깜빡이거나 호루라기를 불어 위치를 알린다.
- 저체온증에 걸렸다면 빠른 시간 안에 마른 옷으로 갈아입히고 침낭 등으로 보온을 해주고 비상식량을 먹인 다음 119에 신고한다.
- 눈사태를 대비하기 위해서는 눈사태 다발 지역에 대해 사전 정보를 파악하고 폭설이 온 뒤 하루나 이틀 동안은 산행을 하지 않는 것이 최선책이다.
- 반사광에 피부가 타고 눈이 손상되는 것을 막기 위해서는 산에 오르기 30분 전 SPF30 정도의 자외선 차단제를 바르고, UV 코팅이 되어 있는 고글을 착용한다.
- 고열량의 비상식량과 따뜻한 음료를 준비해간다.

Chapter 06

건강하게 이용하는 등산 도구

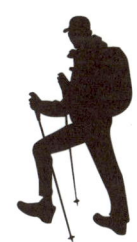

많고 많은 등산 도구 중에 어떤 것이 내게 꼭 맞는 등산 도구일까?
여기저기서 추천하는 등산 도구들은 모두 꼭 필요한 걸까?
본인의 등산 스타일에 맞는 등산 도구를 잘 선택해
건강하게 이용해야 등산의 효과를 배가시킬 수 있다

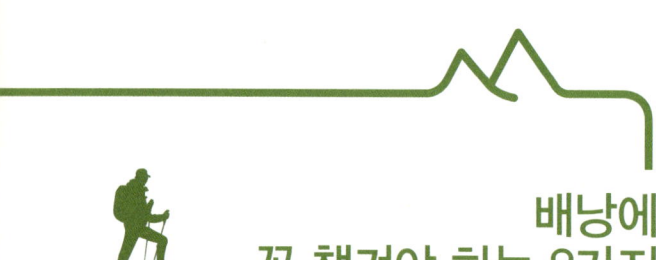

배낭에 꼭 챙겨야 하는 8가지

산은 무궁무진한 즐거움과 함께 상상도 할 수 없는 위험이라는 두 얼굴이 공존하는 공간이다. 준비하고 오른 산은 즐거운 얼굴로 기억될 것이며, 준비 없이 무턱대고 오른 산은 두려움과 상처로 남을 수 있다. 아무리 쉬운 산을 오르더라도 본인의 인적 사항을 적은 인식표를 비롯하여 응급 처치 도구, 여분의 의류, 물, 통신 수단 등을 소지해야 한다. 등산을 하는 데 있어서 이는 선택이 아닌 필수이다.

인식표

인식표란 연락처, 주소, 이름, 생년월일, 병력(본인이 가지고 있는 병명, 복용하는 약물 등)을 적은 것이다. 인식표는 갑작스런 사고가 발생해서 사고자가 의식을 잃었을 때 구조자가 응급 처치를 하는 데 반드시 필요한 신상 자료이다. 실제로 등산 중 추락 사고의 경우 구조자가 사고자의 신변을 확인하지 못해 응급 처치가 늦어지는 사례가 허다하다. 사고자가 평소 어떤 병을 앓고 있는지, 복용하는 약물은 무엇인지 파악하지 못한 상태에서는 응급 처치의 질과 예후를 기대하기 힘들다. 특히 당뇨병 환자는 등산 중 저혈당 같은 급성 합병증이 발생할 가능성이 있으므로 신분증과 함께 병력을 기록한 인식표를 반드시 지니고 다녀야 한다.

여분의 의류

산의 기후는 변화무쌍하다. 바람을 막아주는 방풍복과 추위를 대비한 방한복은 사철 필수품이다. 땀에 젖기 쉬운 양말, 장갑, 바지 등은 계절과 날씨, 등산 코스와 계절에 따라 알맞게 준비한다.

모자, 선글라스, 자외선 차단제

고도가 올라갈수록 자외선은 강하다. 강한 자외선이 초래하는 백내장, 피부 질환, 피부암 등을 예방하기 위해 모자, 선글라스, 자외선 차단제의 3종 세트를 구비한다.

물, 비상식량

등산에서 가장 중요한 것은 신체의 수분 관리이다. 물은 갈증을 느끼기 전에 먹어야 한다. 갈증을 느끼면 이미 수분이 부족한 상태이다. 여름이나 겨울은 더위나 추위에 대한 준비를 하지만 늦여름과 늦겨울에 주로 발생하는 저체온증의 경우도 보온과 함께 수분 공급이 가장 중요한 예방법이다. 물을 담아가는 물통은 기능성을 생각해 고른다. 찬물의 차가움을 오래 간직하고 더운물의 따뜻함이 오래가는 보온·보냉 물통을 사용하면 여름 산행 중 물이 미지근해지거나 겨울 산행 중 물이 얼어버리는 일이 없다.

등산 중 먹는 식량은 아침·점심·저녁 식사 때에 먹는 일상식, 등산 중에 보충하는 행동식, 식량이 다 떨어지는 위기 상황을 대비해 준비하는 비상식량의 세 가지로 나눈다. 특히 비상식량은 위급한 상황이 발생했을 때 생존을 위해 먹는 음식인 만큼 반드시 개개인이 자신의 몫을 따로 소지하고 있어야 한다. 비상식량으로는 탄수화물, 단백질, 지방이 풍부한 음식이 좋다. 일반적으로 당일 산행이나 1박 2일 정도로 이루어지는 산행에서는 한 끼분의 비상식량을 준비해야 하며 장기 산행일 때는 하루에 한 끼분씩 계산하여 준비하도록 한다. 비상식량은 과일, 채소 등 습기가 있는 것과 육포, 견과류 등 습기가 없는 것을 분류해서 담고 습기가 있어 상하기 쉬운 것부터 먹도록 한다.

응급 처치 도구

거즈, 탄력 붕대, 삼각건, 면 반창고, 종이 반창고, 일회용 반창고,

포비돈 스틱(1회분씩 포장되어 있는 상처 살균·소독제), 생리 식염수, 스트립 밴드, 핀셋, 가위, 쓰레기 봉지, 주삿바늘, 알루미늄 부목, 해열제, 지사제, 소화제를 필히 지참한다. 사고는 예외가 없으므로 응급 처치 도구를 파우치 등에 담아두고 산에 갈 때마다 배낭에 넣어가도록 하자.

헤드 랜턴

해가 지기 전에 하산을 계획했더라도 예기치 못한 상황들은 일어나기 마련이다. 하산 시간이 늦어지는 경우를 대비해 반드시 준비해야 하는 것이 바로 헤드 랜턴이다. 헤드 랜턴은 안전한 길을 찾는 데 도움을 준다. 손전등을 사용할 경우 넘어져서 손을 짚어야 한다든지 갑작스럽게 두 손을 써야 하는 상황에서 구애를 받을 수 있으므로 등산용으로는 적합하지 않다. 장시간 산에 머물러야 하는 경우를 대비해 비상용 건전지도 준비해가는 것이 좋다.

통신 수단

길을 잃거나 사고를 당했을 때, 일행과 길이 엇갈렸을 때 등의 상황에 대비해 휴대 전화나 무전기를 챙기도록 한다. 등산을 가기 전 휴대 전화와 무전기의 배터리는 충분히 충전해놓도록 하고 예비용 배터리도 준비해간다.

지도 및 나침반

산행 시 가려고 하는 산의 지도와 나침반을 챙겨가는 것을 추천한다. 요즈음은 대부분 산에 위치 표시가 잘되어 있는데 굳이 지도와 나침반이 필요할까 의구심이 들 수도 있겠다. 하지만 산의 위치 표시와 지도를 비교하면서 산행을 하는 것이 예기치 않은 상황에서 좀 더 안전하게 벗어날 수 있는 지름길이다. 지도를 정확하게 보기 위해서는 가능하면 독도법을 숙지하는 것이 좋겠다.

지도와 나침반에 더해 GPS를 사용하는 것도 추천할 만하다. GPS를 사용하면 지도상 자신의 위치를 보다 정확하게 파악할 수 있으며 등산하려고 하는 루트의 방향과 길이, 고도 등을 한눈에 알 수 있다.

제대로 알고 등산하기

- 연락처 · 주소 · 이름 · 생년월일 · 병력을 적은 인식표, 여분의 의류, 자외선을 막을 수 있는 모자 · 선글라스 · 자외선 차단제, 물과 비상식량, 응급 처치 도구, 헤드 랜턴, 휴대 전화나 무전기 같은 통신 수단을 산행 시 꼭 챙겨간다.

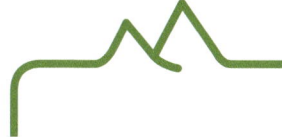
목적에 맞게
고르는 등산화
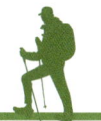

등산화는 등산의 안전과 질을 좌우하는 만큼 꼼꼼하게 따져보고 고른다. 무엇보다 방수성과 투습성이 우수한 고기능성 소재를 선택하며 발목 골절과 이물질 침입을 방지하기 위해 발목까지 부드럽게 덮어주는 것이 좋다. 발목이 짧은 등산화는 발을 쉽게 지치게 하며 기복이 심한 내리막길 등 험한 지형에서 발목 부상을 일으키기 쉽다. 돌이 많은 우리나라 대부분의 산에서는 발목까지 오는 등산화를 신는 것이 발목에 오는 부담을 감소시킬 수 있는 방법이다.

등산화를 구입할 때에는 발이 부은 저녁에 두꺼운 등산 양말을 신고 신발을 신어보는 것이 요령이다. 크기는 등산 양말을 신은 상태에서 손가락 하나가 들어가는 정도가 적당하다. 양발의 크기에 차이가 있을 수 있으므로 반드시 양쪽을 다 신고 큰 쪽 발의 크기를 기준으로 맞는 것을 고른다. 등산화를 신고 조금 걸어보면서 발가락과 뒤꿈치 등에 압박감과 불편함이 없는지, 발볼 부분이 너무 좁진 않은지 점검해본다. 걷는 동안 구부러지는 부위가 발등이 아니라 엄지발가락 쪽인 등산화가 실제 산에서 신고 걷기에 더 편하다.

발가락 부분에 여유가 많으면 하산 시 발가락이 앞으로 쏠려 통증이 생기므로 신발이 발 전체를 감싸듯 잡아주는 등산화를 선택해야 한다. 반면, 발에 너무 딱 맞는 등산화는 겨울에 혈액 순환 장애를 일으킬 수 있으므로 주의한다.

등산화는 등산 목적에 맞는 것을 선택해야 발목이나 무릎 등 관절 손상을 예방할 수 있으며 안전하고 능률적인 등산이 가능하다. 예컨대 암릉 등산을 할 때 밑창이 두껍고 발목이 고정된 신발을 신는다면 바위의 섬세한 돌출부를 발바닥으로 느끼지 못하고 발목이 뻣뻣할 뿐만 아니라 밑창이 미끄러워 위험하다. 반대로 장기 보행 시 밑창이 얇고 높이가 낮은 암릉화를 신는다면 발바닥과 발목에 무리가 간다.

등산에는 워킹 산행, 암벽 등반, 빙벽 등반 등 여러 분야가 있고, 계절에 따른 산의 변화도 고려해야 하기 때문에 등산화도 달리 준비해야 한다. 등산화는 모양에 따라 외피와 밑창이 딱딱하고 무거운 것과 가볍고 부드러운 것, 목 부분의 높이가 높은 것과 낮은 것이 있다. 워킹화와 경(輕)등산화는 가볍고 목 부분의 높이가 낮은 편이다. 당일 산행처럼 부담 없는 등산에 적합하고 봄부터 가을까지 사용하기에 무난하다. 워킹화는 가볍고 부드러우며 고탄력 충전제가 들어 있어 발바닥과 발목에 오는 충격을 줄여준다. 가죽으로 만든 경등산화는 밑창이 잘 구부러지고 착용감이 좋다.

장거리 산행을 위한 등산화는 충격을 발바닥 전체로 균등하게 분산시켜주는 딱딱한 밑창을 가진 것을 고르도록 한다. 이런 등산화는 비교적 묵직해서 중(重)등산화라 부르며 목 부분의 높이가 높고 무거워서 기동성은 떨어지지만 발바닥의 충격을 완충해주어 장기 산행이나 동계용으로 적합하다. 등산화 중 비브람화는 이탈리아 비브람 사의 특수 고무창으로 밑창을 제작한 것으로 적당한 강도의 마찰력이 있어 미끄러짐을 최소화한다.

스키 부츠의 장점을 등산화에 적용한 플라스틱화는 완벽에 가까운 방수력을 지녔고 견고성이 높으며 바닥이 휘지 않아 설상 등반이나 아이젠을 착용한 상태에서 빙벽 등반에 용이하지만 평지를 걷기는 불편하다. 또 통풍이 잘 안 되기 때문에 습기가 찰 수 있어 세심한 관리가 필요하다. 최근에는 가죽이나 고어텍스로 만들어서 착용감을 높인 제품도 출시되고 있으나 발에 딱 맞게 신기 때문에 추운 겨울에는 동상의 위험이 크다. 거의 모두 수입품이라 발볼이 넓은 우리나라 사람의 발 형태가 제대로 반영되어 있지 않고 고가라는 단점도 있다.

험한 산길을 다녀 흙과 풀잎 등 이물질이 많이 묻은 등산화를 그대로 보관하면 기능과 수명이 떨어진다. 등산을 마치고 집에 돌아오면 등산화에 묻은 이물질을 부드러운 솔로 잘 털어낸다. 그 다음 등산화

세척용 스프레이를 고루 뿌리고 화학 반응으로 생기는 거품은 마른 천으로 잘 닦아준다. 젖은 등산화는 그늘에서 잘 말린 다음 등산화 안에 신문지를 넣어 모양을 잡아준 뒤 방수 스프레이를 뿌려 보관한다. 대부분 고어텍스와 가죽을 혼용해서 만드는 등산화는 물로 세척하면 그 기능이 떨어지고 모양이 변형되므로 주의한다. 세척용 스프레이와 방수 스프레이는 등산 용품 전문점에서 구입할 수 있다.

제대로 알고 등산하기

- 등산화는 발이 부은 저녁에 두꺼운 등산 양말을 신은 상태에서 손가락 하나가 들어가는 정도의 크기가 적당하다. 방수성과 투습성이 우수한 고기능성 소재를 선택하고 발목까지 부드럽게 덮어주는 높이로 고른다.
- 등산을 다녀온 후에는 등산화에 묻은 이물질을 솔로 털어내고 등산화 세척용 스프레이를 뿌린 뒤 그늘에서 잘 말린 다음 신문지를 넣어 모양을 잡고 방수 스프레이를 뿌려 보관한다. 세척용 스프레이와 방수 스프레이는 등산 용품 전문점에서 구입할 수 있다.

체온을 지켜주는 등산복

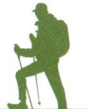

옷은 나를 표현하며 멋을 내는 수단이지만 등산복을 고를 때는 취향을 버리고 철저히 기능성에 집중해야 한다. 등산복은 멋이 아니고 과학이기 때문이다. 예컨대 화려한 원색보다는 점잖은 무채색을 좋아한다고 해도 산에 갈 때는 안전을 위해 어두운 컬러보다 눈에 잘 띄고 선명한 원색 계열에 부분적으로 형광색이 들어간 등산복을 고르는 것이 좋다. 길을 잃었거나 일행과 떨어지는 등 위기의 순간에 등산복의 색 하나만으로도 결과가 달라질 수 있음을 잊지 말자.

청바지 같은 면 소재의 옷차림으로 산행에 나서는 것도 금지 사항이다. 특히 늦가을이나 겨울철에 청바지나 코듀로이 바지를 입는 것은 최악의 선택이라고 할 수 있다. 산을 오르면 땀이 나게 마련인데 면 소재는 땀에 젖어도 잘 마르지 않아 체온을 쉽게 떨어뜨리고 무거워져 체력을 금세 떨어뜨리는데다가 신축성과 보온력을 기대하기 어렵다.

등산복은 기능성을 따져봐야 한다. 질기고 튼튼하면서도 가볍고 부드러운 소재의 것을 골라야 할 뿐만 아니라 비바람을 막아주는 방수·방풍 기능과 체온을 지켜주는 방한 기능을 고루 갖추어야 한다.

고어텍스는 빗물 등이 밖에서 안으로 들어가는 것을 막아주고 땀이나 증기는 안에서 밖으로 내보내는 방수·투습 기능이 있어 등산 중 흔히 발생하는 습기 문제를 해결한 소재로 겉옷에 적절하다.

폴리에스테르 소재를 가공하여 보온력을 높인 가벼운 폴라폴리스 원단은 방풍 기능이 약해 고어텍스 겉옷 안에 입는 중간 옷의 소재로 좋다. 속옷 및 양말 소재로 각광 받고 있는 쿨맥스 소재는 땀의 흡수와 배출 능력이 강해 여름 등산복 소재로도 좋다. 등산복 바지는 땀을 쉽게 흡수하고 배출하며 신축성도 좋은 스트레치 소재를 선택하도록 한다. 쉘러 소재도 좋으나 가격 면에서 부담스러울 수 있다.

등산은 금세 땀이 나는 운동인데다가 고도에 따른 온도 차이도 심하므로 쉽게 입고 벗어 체온을 유지할 수 있어야 하며 여벌을 반드시 챙겨 가야 하기 때문에 가볍고 고기능성이어야 한다. 특히 방풍·방수 재킷은 반드시 챙겨야 한다. 흔히 '윈드 재킷'이라 부르는 방풍·방수 재킷은 셔츠나 남방, 스웨터 등의 위에 입게 되므로 넉넉한 크기를 골라 움직임이 불편하지 않도록 한다. 방풍·방수 재킷은 봉합이 잘 되어 있는지 꼼꼼히 살핀다. 재봉질이 되어 있는 곳에 방수 테이프가 붙어 있어야 심한 비바람 속에서도 기능을 제대로 발휘한다.

디자인은 기능성을 고려한 곡선과 입체 패턴이 들어가 있어야 좋은데 무릎이나 팔꿈치 등 구부러지는 곳을 잘 살핀다. 계절에 관계없이 피부 노출이 심한 반팔과 반바지는 좋지 않다. 여름에는 독충과 잡목, 화상 등에 직접 노출될 위험이 있고 봄, 가을, 겨울에는 급격한 체온 손실을 초래하기 때문이다.

옷을 입을 때는 두꺼운 옷을 한두 개 입는 것이 아니라 얇은 옷을 여러 겹 덧입는 일명 '레이어드 스타일'로 입어야 훨씬 보온성이 높고 효율적이다.

큰맘 먹고 장만한 기능성 소재의 등산복과 등산화를 잘못 관리하면 그 수명이 단축된다. 모처럼 장만한 등산 장비를 평소 잘 관리해서 사용하도록 하자. 흔히 고어텍스 의류는 세탁을 하지 않는 것이 상책이라고 알려져 있는데 이는 잘못된 상식이다. 등산을 하고 나면 아무래도 등산복이 땀으로 젖게 마련이고 흙먼지 등의 오염 물질도 묻기 마련인데 이를 방치하면 섬유의 기능이 떨어질 수 있다.

고어텍스 의류는 40℃의 온수에 중성 세제를 잘 푼 다음 손으로 물빨래한다. 등산복의 일부만 더러워졌다면 부드러운 타월에 물을 적셔 더러운 부분을 닦아낸 다음 그늘에서 잘 말리도록 한다. 대부분의 등산복은 손빨래하는 것이 세탁기를 사용하는 것보다 손상이 덜하며 드라이클리닝은 가능하면 하지 않는다. 세탁 후에는 옷걸이에 걸어서 통풍이 잘되는 그늘에서 말리고 말린 등산복은 개지 말고 옷걸이에 걸어서 보관하도록 한다. 쿨맥스 소재 등산복은 세탁기를 사용해도 좋으나 라이크라 같은 탄성 섬유가 섞였다면 옷감 손상에 신경을 써야 한다. 세탁기를 사용하기보다는 손빨래하는 것이 바람직하며 미지근한 온수에 중성 세제를 풀어 가볍게 세탁한다.

제대로 알고 등산하기

- 등산복은 조난에 대비해 눈에 잘 띄고 선명한 원색 계열에 부분적으로 형광색이 들어간 것으로 고른다.
- 고어텍스 소재는 겉옷으로, 폴라폴리스 소재는 겉옷 안에 입는 중간 옷으로, 쿨맥스 소재는 여름 등산복으로, 스트레치 소재는 바지로 적당하다.
- 대부분의 등산복은 손빨래한 뒤 옷걸이에 걸어 통풍이 잘되는 그늘에 말린다. 등산복이 마르면 그대로 옷걸이에 걸어서 보관한다. 일부만 더러워졌을 경우 부드러운 타월에 물을 적셔 더러운 부분을 닦아낸 다음 그늘에서 잘 말린다.

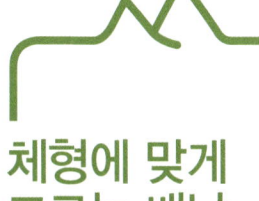
체형에 맞게 고르는 배낭
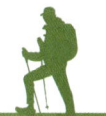

등산 배낭을 선택할 때는 무엇보다 몸에 잘 맞는 것이 중요하다. 크기는 허리 길이를 측정하여 결정하나 측정 도구가 없다면 배낭 안에 짐을 넣은 후 잘 맞는지 확인하고 선택한다. 맸을 때 등판이 등의 곡선과 일치하고 어깨 끈과 등받이에 쿠션이 있는 제품이 몸에 부담을 덜 준다. 비에 젖지 않도록 방수 덮개가 달려 있는 것이 좋다. 배낭 윗부분이 경추 5번보다 높거나 배낭의 아랫부분이 허리 아래로 내려가는 것은 좋지 않으며 한국인의 체형을 잘 반영한 국산 제품이 좋다.

등산 배낭을 고를 땐 단순한 디자인을 선택하도록 한다. 사이드 포켓 그물이나 다양한 액세서리가 달려 있는 배낭은 수풀이 우거진 곳이나 바위가 많은 구간을 지날 때 나뭇가지에 걸리는 등의 사고가 일어날 수 있으므로 피한다. 따라서 배낭 겉에 짐을 걸지 말고 배낭 속에 모든 짐을 담아 다니는 것이 균형 유지와 안전을 위해 좋다. 스틱을 배낭에 부착할 때는 스파이크가 반드시 아래를 향하도록 한다. 스파이크를 위로 하여 배낭에 부착하면 타인에게 흉기가 될 수 있기 때문이다.

하루 산행을 위한 배낭의 크기는 30~40ℓ 정도가 적당하다. 당일치기 등산이라도 20~25ℓ 의 작은 배낭은 활용도가 떨어진다. 배낭은 3분의 1 정도의 여유 공간이 있어야 체온 변화에 따라 겉옷을 벗어 넣어두기도 하고 꺼내기도 용이하다. 배낭에 꼭 넣어야 할 물건과 개인적으로 필요한 짐을 넣는 것을 감안하면 30~40ℓ 의 배낭이 적당하며, 1박 이상의 등산을 계획한다면 50ℓ 이상의 배낭을 선택해야 한다.

배낭의 짐은 최대한 부피를 줄이고 가볍게 준비해야 하는 것이 효율적인 등산 요령이다. 배낭에 짐을 넣을 때는 공간이 생기지 않도록 하고 무게가 대칭이 되도록 하며 무거운 것을 윗부분 안쪽에 넣는다. 그렇게 해야 배낭의 무게가 허리 전체에 고루 분산되어 피로가 덜하다. 행동식, 장갑, 물통, 나침반 등 자주 꺼냈다 넣었다 하는 물품은 맨 윗부분 후드에 넣어두고 사용하면 편리하다.

배낭은 허리와 가슴에 고정 벨트가 있고 손잡이 끈이 있는 것을 선택해야 배낭의 흔들림을 줄일 수 있다. 배낭을 맬 때는 먼저 허리 벨트를 채워 조이는데 이때 벨트가 골반보다 약간 높게 위치하도록 한다. 그 다음 어깨 멜빵을 당기고 상단의 무게 중심 조절 끈을 당겨 배낭이 등에 착 달라붙도록 한다. 마지막으로 가슴 벨트를 연결하는데 너무 꽉 조이면 호흡에 지장을 줄 수 있으므로 주의한다. 반대로 벨트와 멜빵을 느슨하게 해서 무게 중심이 뒤로 가면 걷는 자세가 불안정하고 어깨로 무게가 쏠린다.

배낭의 아랫부분이 무겁거나 멜빵 조절을 잘못하면 어깨로 하중이 전달되어 팔에 부담을 주며 심하면 팔에 마비를 일으킬 수 있다. 이런 마비는 대개 정상으로 회복되기는 하지만 등산을 포기하고 상당히 오랜 시간동안 불편하게 지내야 한다. 마비 증상은 초보자가 장기 산행을 할 때 잘 생길 수 있어 각별히 주의가 필요하다.

제대로 알고 등산하기

- 배낭은 맸을 때 등판이 몸의 곡선과 일치하는 것, 어깨 끈과 등받이에 쿠션이 있는 것, 방수 덮개가 달려 있는 것, 국산 제품이 좋다.
- 일반적인 등산은 30~40ℓ의 배낭이, 1박 이상의 등산은 50ℓ 이상의 배낭이 적당하다.
- 짐을 넣을 때는 빈 공간이 생기지 않도록 하고 무게가 대칭이 되도록 하며 무거운 것은 윗부분의 안쪽에 넣는다.
- 배낭에 부착된 벨트는 허리 벨트→어깨 멜빵→무게 중심 조절 끈→가슴 벨트 순으로 맨다. 허리 벨트는 골반보다 약간 높게 매고, 가슴 벨트는 너무 꽉 조이거나 느슨하게 매지 않도록 한다.

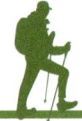
안전하게 즐기는 비박, 텐트·침낭
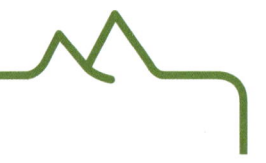

등산용 텐트는 무게가 가볍고 보온·방수·통풍 기능이 좋고 설치하기 쉬워야 한다. 모양에 따라 A형, 터널형, 캐빈형(가옥형), 돔형으로 분류하는데 A형과 터널형은 거의 사용하지 않고 캐빈형과 돔형이 주로 사용된다. 캐빈형은 규모가 커 캠핑에 적합하며 등산 시 야영을 할 때는 돔형이 좋다. 반원형의 돔형 텐트는 혼자서도 설치하기 편리하며 설치한 다음에도 장소 이동이 쉽고 바람에 강하다.

대부분 텐트는 고어텍스 소재를 써서 방수와 통기성의 문제를 해결했는데 봉합선은 견고하고 꼼꼼하게 처리되었는지, 힘을 받는 부분은 튼튼한지 잘 살펴보아야 한다. 폴이 가볍고 튼튼해야 하며 내부에 수납 공간과 질식사를 예방하기 위해 통풍창이 있는 것이 좋고 우천 시를 대비해 입구 쪽에 물을 막아주는 기능이 있는 것이 좋다. 바닥과

비를 집중적으로 받는 레인 플라이 부분은 내수압이 높은 소재를 사용했는지 점검해본다.

텐트의 크기는 1인당 최소 사용 면적이 200×60cm인데, 여러 명이 사용할 텐트를 고를 때는 사용할 인원보다 1명 정도 면적을 늘려 고르는 것이 좋다. 잘 때 뒤척이는 공간을 감안해야 쾌적한 수면 시간을 가질 수 있기 때문이다.

텐트를 설치할 때는 산사태 위험은 없는 곳인지 살펴봐야 하며 홀로 서 있는 커다란 나무 밑처럼 벼락의 위험이 있는 곳은 피하고 경사가 없는 평탄한 곳을 고른다. 또한 바닥의 한기나 습기를 잘 차단해야 한다. 습기가 많은 곳은 해충이 있는 경우가 많으므로 피하도록 한다. 어쩔 수 없이 습한 지역에 설치해야 한다면 낙엽 등을 두텁게 깔고 그 위에 비닐을 깐 뒤 설치하도록 한다. 춥다고 텐트 안에 스토브 등을 켜놓고 잠을 자면 화재나 질식의 위험이 있으므로 반드시 불을 끄고 환기를 한 뒤 잠자리에 들도록 한다.

텐트를 땅에 고정시키는 말뚝을 펙이라고 하는데 일반적인 숲에서는 플라스틱이나 철사 재질로 된 말뚝형 펙으로도 충분하나 바위 지대에서는 금속으로 된 꼬챙이형 펙이나 T자형 펙이 필요하다. 눈 위에서는 피켈, 스키폴 등을 펙으로 사용한다. 보통의 말뚝형 펙을 사용하면 눈바람에 뽑히거나 눈이 녹으면서 빠질 수 있기 때문이다.

텐트는 물빨래를 하면 방수 효과가 떨어지므로 가능하면 젖은 수건으로 더러운 부분만 닦아낸 뒤 보관한다. 젖은 텐트는 빨리 건조시킨다.

편안한 잠자리를 위해 침낭 선택도 꼼꼼해야 한다. 침낭은 같은 무게라도 부피가 작고 펼쳤을 때 복원력이 높아야 한다. 침낭과 아울러 침낭 커버를 준비한다면 보온 효과가 배가되므로 겨울철 등산에서 사용하면 좋다.

외피는 방수성이 뛰어나고 질긴 소재가 좋으며 속의 충전제는 거위털이나 오리털 같은 새의 깃털을 사용한 제품이 좋다. 충전제가 화학 섬유로 만들어진 제품도 있지만 가격은 좀 비싸도 새의 깃털로 만든 우모 침낭이 보온성과 복원력이 우수하다. 중량이 1,000~1,700g 정도 되는 우모 침낭을 준비하면 사철 사용할 수 있다. 여름에도 산의 밤 기온은 제법 차갑기 때문이다.

침낭의 크기는 사용자의 키보다 30cm 정도 여유가 있고 폭이 어깨너비 이상인 것이 좋다. 추위를 많이 타는 발 부분과 지퍼 부분에 보온용 튜브가 있는 침낭과 머리 부분을 조일 수 있는 고무줄이 있거나 완전히 뒤집어 쓸 수 있는 침낭은 보온성이 좋다.

침낭의 형태는 직사각형, 미이라형, 변형 미이라형이 있다. 직사각형은 공간이 넓고 여름에 사용하기 좋으며, 미이라형은 사용자의 몸에 꼭 맞는 대신 내부 공간이 좁아 답답하다. 변형 미이라형은 미이라형의 단점을 보완하여 내부 공간이 비교적 넓고 두 개의 침낭을 연결하여 사용할 수도 있어 추천할 만하다.

　침낭은 되도록 세탁을 하지 않는 게 좋지만, 피치 못할 경우에는 중성 세제로 손세탁한 뒤 가볍게 짜서 그늘에서 건조시킨다. 이때 속의 충전제가 뭉치지 않도록 잘 펴주는 게 중요하다.

제대로 알고 등산하기

- 텐트를 고를 때는 봉합선이 견고한지, 힘을 받는 부분이 튼튼한지, 통풍창이 있는지, 입구 쪽에 물을 막아주는 기능이 있는지, 바닥과 레인 플라이 부분은 내수압이 높은 소재를 사용했는지 본다.
- 텐트의 펙을 고를 때는 숲에서 사용할 경우 플라스틱이나 철사 재질의 말뚝형이 좋지만, 바위 지대에서 사용할 경우 금속으로 된 꼬챙이형이나 T자형이 알맞다. 눈 위에서는 피켈, 스키폴을 사용한다.
- 텐트의 크기는 1인당 최소 사용 면적을 200×60㎝로 잡아 사용할 인원보다 1명 정도 면적을 늘려 계산한다.
- 침낭의 무게는 1,000~1,700g 정도이며 크기는 사용자의 키보다 30㎝ 정도 여유 있고 폭이 어깨너비 이상인 변형 미이라형 우모 침낭을 추천한다.

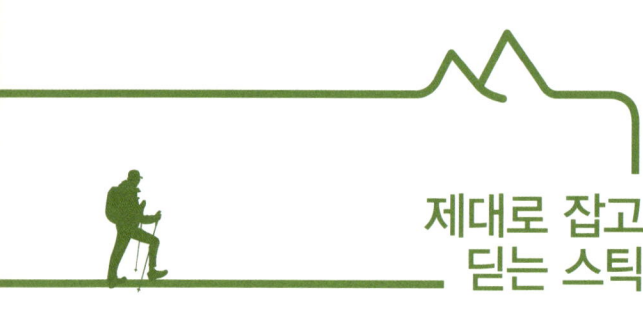

제대로 잡고 딛는 스틱

등산을 할 때 사용하는 지팡이는 등산용 지팡이라는 뜻의 '알파인 스틱'이며 국제적으로 알파인 폴, 트레킹 폴, 마운틴 폴이라는 용어로 통용되고 있는데 국내에서는 흔히 '스틱'으로 불리고 있다.

스틱의 재질은 가볍고 견고한 티타늄이나 두랄루민 재질로 만들어지며 일자형과 T자형이 있다. T자형은 거동이 불편한 사람들이 사용하던 지팡이에 익숙한 사람들을 위해 만든 장비로 우리나라에만 있는 특수한 형태이다. T자형 스틱을 사용할 때는 손가락을 다칠 수 있으므로 조심하여야 한다.

사용할까? 말까?

스틱은 척추와 무릎 등에 전해지는 몸무게의 하중을 분산시켜 무리를 줄여주는 효과가 부각되면서 인기 있는 등산 장비로 자리 잡았다. 하지만 전문가들 사이에서도 스틱 사용에 대해 여러 이견이 부딪치고 있는 것이 현실이다.

대표적인 유산소 운동인 등산은 몸통 아래쪽과 엉덩이와 대퇴부, 종아리 등 하체를 집중적으로 강화시켜주는 운동인데 이에 비해 상체 근력을 강화하는 데는 부족할 수 있다. 스틱은 하체에 집중되기 쉬운 근력 운동을 전신 운동으로 바꿔줌으로써 이를 보완하는 역할을 한다. 반면, 무분별한 스틱의 사용과 의존이 하체 근력 강화와 유산소 운동이라는 등산의 운동 효과를 감소시킨다는 주장도 일리가 있다. 올바른 스틱의 사용법을 숙지하지 않은 채 주의하지 않고 사용하다가 손목 등에 부상을 입기도 하며 나무뿌리와 식물 등 자연을 훼손한다는 부정적인 견해도 있다.

관절과 근육이 튼튼한 청·장년층은 1~2시간이나 반나절 동안 하는 산행에서 스틱을 사용하지 않아도 괜찮다. 그러나 관절과 근육이 약한 중·노년층에게 스틱은 필수 장비라고 할 수 있으며 하루 이상의 산행을 할 경우에는 청·장년층에게도 스틱 사용을 권하고 싶다. 장시간의 등산은 하체 근육의 피로도를 가중시키기 때문이다. 스틱의 올바른 사용법을 익히면 안정성과 균형 감각이 향상되어 발목 염좌 등의 부상을 막을 수 있다. 또한, 오르막길에서 스틱을 사용하면 상체가 곧게 펴져 호흡이 한결 편안해진다.

스틱이 자연을 훼손한다는 견해에 대해서는 보완적인 등산 자세를 강조할 수밖에 없다. 제주도 거문오름처럼 지의류 식물을 보호하기 위해 스틱을 통제하고 있는 곳도 있기는 하나, 스틱을 사용할 때 나무 뿌리나 관목, 화초에 직접적인 손상이 가해지지 않도록 주의하자.

무엇보다 안전이 우선

스틱은 끝 부분을 잘 살펴야 한다. 끝이 예리하지 않고 둥그스름하면 지면 바닥에 찍었을 때 미끄러져 본인은 물론 뒤따르는 사람 등 타인을 다치게 할 수 있기 때문이다. 끝 부분이 너무 예리하기 때문에 자칫 흉기가 될 수 있다는 점도 명심해야 한다. 무심코 스틱을 치켜들었다가 곁에 있는 사람을 찌를 수 있으며, 힘없이 어설프게 찍은 상태에서 힘을 실으면 뒤로 밀려나가 뒷사람에게 상해를 가할 수 있다. 따라서 스틱을 들었을 때는 주변 사람과 충분한 거리를 유지해야 한다. 스틱을 사용하지 않고 배낭에 휴대할 때는 끝에 반드시 안전 마개를 씌워두도록 한다.

오르막길을 오를 때 등산용 스틱을 뒷사람에게 늘어뜨려 잡고 올라오게 하는 경우가 종종 있는데, 스틱의 연결 부위 조임쇠가 빠져버려 큰 사고로 이어질 수 있으므로 절대 삼가야 한다. 장거리 산행에서는 종종 스틱의 조임쇠가 느슨해지기 쉬우므로 잘 살펴보고 조여줘야 하는데 특히 경사가 심한 내리막길에 접어들 때는 반드시 확인한다.

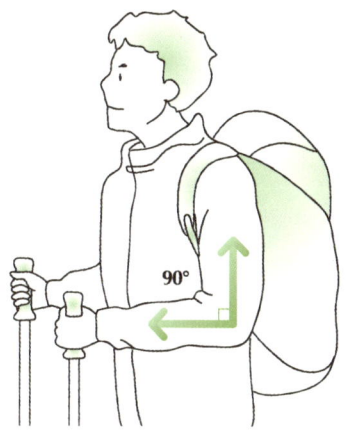

▶스틱의 길이
스틱의 길이는 팔꿈치를 구부려 팔의 내각이 90° 정도가 됐을 때 고정한 뒤 지형에 따라 조정한다.

 간혹 한 개의 스틱을 사용하며 산행하는 사람이 있는데 스틱은 반드시 두 개를 사용해야 한다. 한 개만 사용하면 움직임의 균형이 맞지 않고 전반적인 운동 효과를 기대하기 어렵다.
 스틱의 길이를 적절하게 조절하지 않은 채 사용하면 오히려 허리와 팔에 무리를 줄 수 있다. 등산용 스틱은 허리를 곧게 펴고 어깨를 살짝 낮춘 상태에서 가장 편했을 때의 길이로 맞추어야 한다. 때문에 사용자의 신장에 따라 길이가 달라지는데 대체로 팔꿈치를 구부려 팔의 내각이 90° 정도가 되게 했을 때가 알맞다. 스틱의 길이는 경사도에 따라 다르게 조절해야 한다. 지면의 변화가 많은 산에서는 수시로 길이를 조정하게 되므로 스틱에 표시된 길이 눈금을 기억해두고 그때그때 조절하면 편리하다.

바른 자세를 익혀야

　스틱 손잡이에 달린 손목걸이는 길이를 알맞게 조절한 다음 손을 고리 밑에서 위로 올려 넣어 손잡이 끈을 손바닥으로 감싸 잡아야 손목에 부담을 주는 일이 없다. 유사시 스틱을 놓고 손을 사용해야 하는 경우 자연스럽게 스틱을 놓치지 않고 대처를 할 수 있기 때문이다. 손잡이는 가볍게 잡고 손바닥으로 지그시 누르듯이 힘을 준다.

　스틱의 사용법은 처음엔 번거로워 보여도 몇 번 연습해보면 의외로 간단하다는 것을 알 수 있다. 머리로 이해하는 것은 한계가 있으니 꾸준하게 연습한다. 스틱 사용법을 제대로 익히지 않고 잘못 사용하면 어깨, 허리, 손목에 손상이 올 수 있고 다른 등산객에게 상해를 입

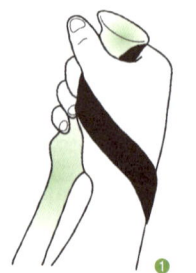 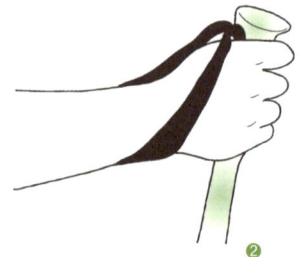

▶손목걸이를 잡는 법

❶ 평지나 경사도가 일정한 경우 주로 밑에서 위로 손을 넣어 감아쥐는 방법으로 사용한다. ❷ 지면의 높낮이가 달라 스틱 길이를 조절해야 하므로 최근에는 손목걸이를 아래로 떨어뜨린 후 장갑 끼듯이 잡는 방법을 사용하기도 한다.

힐 수도 있다. 발보다 앞쪽에 짚고 지지하거나 오르막길에서 너무 높이 찍고 체중을 실으면 어깨를 다치기 쉽다.

평지, 완만한 경사   평지나 완만한 경사에서는 스틱을 뒤로 밀어주기만 한다. 스틱의 끝은 뒷발보다 20~30cm 뒤에 짚는다. 팔 동작은 오른발이 나갈 때 왼팔이 나가는 보행시의 자연스런 자세를 취한다. 뒤로 밀어주면서 생기는 탄력은 힘들지 않게 걸을 수 있도록 도와주며 산행 속도를 높여준다.

오르막길   오르막길에서는 두 개의 스틱을 같은 높이의 위쪽으로 짚고 한쪽 다리를 올린 뒤 팔을 접어 상체와 스틱을 가깝게 한 다음 상반신을 스틱에 기대듯이 의지하는 자세를 취한다. 그런 다음 올려진 다리에 힘을 주고 일어선다. 다리로 일어서는 것과 동시에 팔은 스틱을 아래쪽으로 민다. 발이 스틱 끝을 지나 올라가게 되면 손을 미는 방향은 몸 뒤쪽이 되며 스틱을 뒤쪽으로 쭉 밀어주면서 몸은 추진력을 얻는다. 그 다음 다시 스틱 두 개를 동시에 위로 올려 짚고 다리를 올리는 동작을 반복한다.

내리막길   내리막길에서는 스틱 두 개를 아래쪽에 짚고 손잡이 윗부분을 손바닥으로 누르며 상체의 무게를 스틱에 살짝 기댄다. 이렇게 체중의 일부를 스틱에 기대면 아래쪽으로 내려 딛는 발과 무릎에 전달되는 체중의 부담과 충격이 줄어든다. 단, 너무 기대면 스틱이 휘어질 수도 있으므로 주의한다. 스틱을 짚고 내려설 때 자칫 손잡이에 얼굴을 부딪칠 수 있기 때문에 팔은 자연스럽게 양쪽으로 벌려준다.

제대로 알고 등산하기

- 스틱의 손목걸이는 길이를 알맞게 조절한 다음 손을 고리 밑에서 위로 올려 넣어 손잡이 끈을 손바닥으로 감싸 잡는다.
- 평지나 완만한 경사에서는 스틱의 끝부분을 뒷발보다 20~30㎝ 뒤에 짚고 스틱을 가볍게 밀어준다.
- 오르막길에서는 스틱을 위쪽에 짚고 다리를 올린 뒤 상체와 스틱을 가깝게 한 다음 스틱에 기댄다. 그런 다음 올려진 다리에 힘을 주고 일어선다. 다리로 일어서는 것과 동시에 팔은 스틱을 아래쪽으로 민다.
- 내리막길에서는 스틱을 아래쪽에 짚고 손잡이 윗부분을 손바닥으로 누르며 살며시 상체의 무게를 스틱에 기대며 내려온다.

추위와 광노화를 막아주는 모자·선글라스

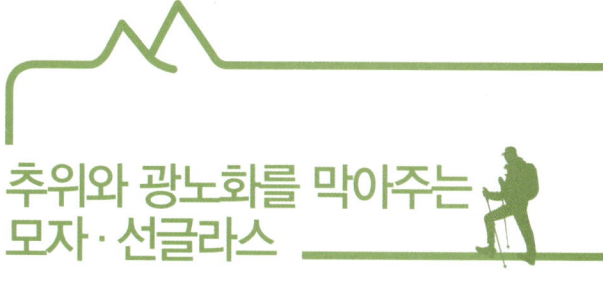

피부 노화를 촉진시키며 백내장, 각막 화상, 황반 변성 등의 눈 질환을 일으키는 자외선을 막기 위해서는 모자와 선글라스를 반드시 착용해야 한다. 자외선이 강한 봄, 여름, 가을에는 챙이 넓은 모자를 쓰는 것이 좋은데 근래에는 자외선 차단 기능이 있는 제품도 많이 선보이고 있다. 겨울에는 차가운 바람으로부터 귀나 얼굴을 보호할 수 있는 후드가 달린 모자가 좋으며 이어 밴드, 발라클라바도 함께 착용하면 보온 효과가 높다. 발라클라바는 안면모, 목출모, 복면 등으로 불리며 눈, 코, 입 부분만 밖으로 나오는 방한모자로 체열의 60%가 발산되는 머리와 목 부분을 효과적으로 보온해 준다. 발라클라바는 얇고 가벼운 것이 활동하기 좋으며 추위가 강해지면 그 위에 방한 모자를 덧써서 보강한다.

등산용 모자는 갑자기 비가 오는 악천후에 대비해 방수 가공된 것이 좋다. 여름에는 땀을 빨리 흡수하고 건조시키는 쿨맥스 소재가, 겨울에는 방풍·방수 기능이 있는 고어텍스 소재가 좋다.

일반 선글라스보다는 강한 움직임에도 신축성을 유지하고 땀에 흘러내리지 않는 등 기능성이 강조된 스포츠용 선글라스를 선택하는 것이 좋다.

선글라스의 생명은 렌즈이다. 자외선 차단 지수가 100%인 UV코팅 렌즈를 선택하도록 한다. 렌즈의 색이 짙다고 해서 자외선 차단 효과가 더 큰 것은 아니다. 오히려 색이 짙으면 가시광선의 투과율이 낮아 오래 사용했을 때 시력 저하 등의 부작용이 일어날 수 있다. 렌즈 색의 농도는 코팅 정도가 70% 이하인 것이 적당한데 이는 눈의 표정을 읽을 수 있는 정도이다. 렌즈 색상은 주변 환경의 대부분을 차지하는 녹색 계열만 피하면 괜찮다. 회색은 모든 색을 자연색 그대로 볼 수 있게 해주며 갈색은 빛이 잘 흩어지는 청색을 여과시키는 기능이 뛰어나 시야를 선명하게 해준다. 빛의 청색을 모두 흡수하는 황색은 야간이나 흐린 날씨에 사용하기 좋다.

제대로 알고 등산하기

- 여름용 모자는 챙이 넓은 쿨맥스 소재의 모자를, 겨울에는 후드가 달린 고어텍스 소재의 모자를 쓴다.
- 선글라스는 스포츠용이 좋고 UV코팅 렌즈가 부착되어 있는 것을 쓴다. 색상은 녹색 계열을 피하고 농도는 70% 이하의 것이 좋다.

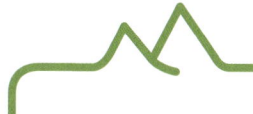
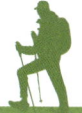

체온 유지에 필수인
장갑·양말

산에서 '바늘구멍으로 황소바람 분다'는 말을 실감할 때가 있다. 바로 배낭에 장갑과 양말을 제대로 챙겨 오지 않았을 때이다. 장갑과 양말은 한 짝씩 가지고 다니지 말고 반드시 여러 개 여벌을 가지고 다니면서 땀 등으로 젖었을 때 바로 새것으로 교체하여 동상을 예방한다.

장갑과 양말은 특히 초봄이나 가을, 겨울처럼 보온에 신경을 써야 할 때 꼭 필요하다. 장갑은 나뭇가지나 거친 풀잎 등에 손이 찔리거나 베이는 등 여러 가지 위험을 막는 기능을 하기 때문에 활동성, 보온성, 박음질 상태 등을 꼼꼼히 따져봐야 한다.

봄, 가을처럼 춥지 않은 계절에는 가볍고 활동성이 높은 폴라텍 소재나 틴슐레이트 소재의 것을 끼면 되고 추울 때는 그 위에 방한 장갑을 끼는 것이 좋다. 폴라텍 소재나 틴슐레이트 소재의 장갑은 손바닥에 가죽이나 다른 질긴 소재의 원단을 덧댄 것을 사야 오래 쓸 수 있다. 방한 장갑으로는 우모 소재보다는 안에 보온재가 들어 있는 고어텍스 소재가 눈비에 강하다. 고어텍스 장갑은 길이가 긴 것을 택해야 보온이 잘되고 눈에서 활동해도 물이 스며들지 않는다. 또한 장갑 속으로 눈이 들어가지 않도록 손목 부분에 조절 끈이 있는 것을 고른다.

땀에 젖었을 때 잘 마르지 않는 면 소재의 양말은 피부가 벗겨지고 물집이 잡히기 쉬우므로, 보온성·탄력성·흡습성을 겸비한 기능성 합성 섬유 소재의 양말을 구입하도록 한다. 꽉 조이는 양말은 혈액 순환을 방해하고 너무 헐렁한 양말은 물집의 원인이 되므로 발에 잘 맞는 크기를 고르도록 한다.

제대로 알고 등산하기

- 춥지 않은 계절에는 폴라텍·틴슐레이트 소재의 장갑을 끼고, 추울 때는 보온재가 들어 있는 고어텍스 소재의 장갑을 겹쳐 낀다.
- 양말은 발에 잘 맞고 보온성·탄력성·흡습성을 겸비한 기능성 합성 섬유 소재로 고르며 땀 등으로 젖었을 때 갈아 신는다.

우천 시 유용한 발수·방수 스프레이

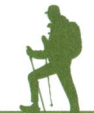

발수 스프레이는 등산 장비에 물기가 묻었을 때 젖어들지 않고 물방울이 맺혀 흘러내리게 하는 기능을 가진 일종의 약품이다. 주로 방수·투습 기능을 겸비한 고어텍스 소재의 등산 제품이나 공기가 통해야 하고 땀을 배출시켜야 하는 등산복, 침낭 커버, 텐트 본체에 뿌려준다. 방수 스프레이는 물기가 젖는 것은 막지만 투습 효과 및 통기성이 없으므로 물이나 공기가 통하지 말아야 하는 비옷, 텐트 플라이 등에 뿌리는 것이 적합하다. 특히 고어텍스 소재의 등산 장비에 뿌리지 않도록 주의한다.

제대로 알고 등산하기

- 발수 스프레이는 고어텍스 원단의 등산 제품, 등산복, 침낭 커버, 텐트 본체에 뿌리고 방수 스프레이는 비옷, 텐트 플라이 등에 뿌리되 고어텍스 원단에 뿌리지 않도록 주의한다.

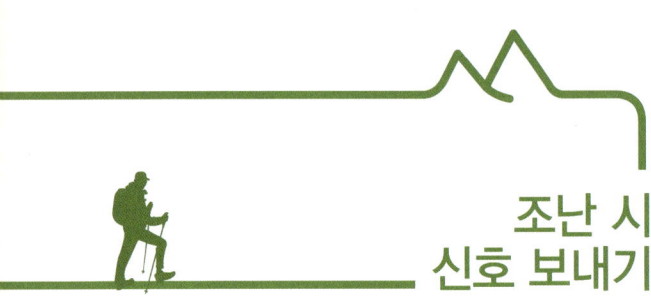

조난 시
신호 보내기

　　　　　산행 시 조난을 당해 자신의 위치를 알릴 때 가장 효과적인 것이 바로 빛과 소리를 이용하는 방법이다. 빛을 이용한 방법으로는 흰 천이나 원색 재킷 등을 흔들어 알리거나 손거울, 헤드 랜턴 등을 이용하는 것이다. 간혹 불을 지피기도 하는데 산불이 날 수 있으므로 가급적 최후의 방법으로 미뤄둔다.

　일반인에게 가장 잘 알려진 만국 공통 구조 신호인 SOS의 모스 부호는 '세 번 짧게, 세 번 길게, 세 번 짧게'이다. 조난을 당했을 때는 소리나 불빛 등을 동원해 SOS 신호를 보낸다. 또한 세계 공통 구조 신호는 1분 동안 짧게 여섯 번 신호를 보내고, 1분 쉬었다가, 다시 1분 동안 짧게 여섯 번 신호를 한다. 이에 응답하는 신호는 1분 동안 길게 세 번 신호가 오고, 1분 쉬었다가, 다시 1분 동안 길게 세 번 신호가 오는 것이다. 시중에는 조난 신호가 프로그램 되어 있는 헤드 랜턴도 판매되고 있으니 참고하기 바란다.

　소리로 조난 신호를 보낼 때는 큰 소리를 내거나 주변 물건을 두드리거나 호루라기를 부는 등의 방법을 동원한다. 호루라기는 단순하지만 효과적인 신호 도구이므로 꼭 챙기는 것이 좋겠다. 짙은 어둠이나 안개, 숲속 등 고함이 잘 들리지 않는 곳에서 일행과 헤어졌을 때 사람의 음역을 뛰어넘는 호루라기 소리는 효과가 좋다. 호루라기는 멧돼지나 곰이 자주 출몰하는 지역에서도 유용하다. 5분 정도 간격을 두고 불면 위험한 야생 동물의 접근을 막을 수 있다. 한 번씩 짧게 불면 뒤떨어졌으니 잠시 멈춰달라는 것이고 길게 세 번 불면 위험에 처했으니 빨리 도와달라는 식의 약속을 사전에 일행과 정해둔다.

　조난을 당했을 때는 무엇보다도 침착함을 잃지 말아야 한다. 우리 몸속에는 24시간 등산을 해도 약 일주일간 걸을 수 있을 정도의 지방이 축적되어 있다. 조난을 당한 지 며칠이 지나서 음식도 제대로 먹지 못했는데 무사히 돌아온 사람들의 이야기는 기적이 아니라 충분히 가능한 이야기이다.

제대로 알고 등산하기

- 조난을 당했을 때는 SOS 모스 부호(세 번 짧게, 세 번 길게, 세 번 짧게)와 세계 공통 구조 신호(1분 동안 짧게 여섯 번, 1분 쉬었다가, 다시 1분 동안 짧게 여섯 번)를 보낸다.

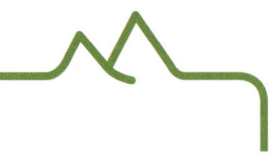

반드시 가지고 다녀야 할 응급 처치 물품

　가뜩이나 배낭을 가득 채운 등산 용품에 언제 필요할지 모를 응급 처치 물품을 더 챙긴다는 것은 번거롭고 거추장스럽게 생각될 수 있다. 하지만 응급 처치 물품은 갑작스럽게 발생한 응급 상황에서 신속한 조치를 취할 수 있게 해준다.

　응급 상황에서 가장 중요한 것은 시간이다. 사고가 발생했을 때 얼마나 빠른 시간에 적절한 조치를 취했느냐에 따라 결과는 천차만별이다. 산은 지형적 여건상 응급 상황이 발생했을 때 전문가의 도움을 받기까지 시간이 지체되기 쉬운 곳이다. 때문에 자신의 안전은 스스로 책임진다는 안전 의식이 절실하다. 뒷동산 오르듯 편안한 마음으로 준비 없이 산행을 나섰다가는 좋지 않은 결과를 초래할 수 있으므로 응급 약품 등을 챙겨 응급 상황에 대비해야 한다. 많은 사람들이 이런 기본적인 준비가 없이 산행을 했다가 경미한 부상인데도 헬기를 부르는 경우가 많아 정작 긴급한 조난 상황에서의 구조를 힘들게 하는 일이 종종 발생하고 있다.

작고 간편하면서도 알찬 서바이벌 키트를 가져가면 이런 일을 미연에 방지할 수 있다. 등산 용품 전문점에서 볼 수 있는 서바이벌 키트는 '생존 키트'라고도 불리며, 비상 사태에 대비한 약품과 식량을 넣어둔 비상용 구명 상자이다.

서바이벌 키트는 일반적으로 알루미늄 재질로 되어 있으며 혹한과 직사광선을 피할 수 있는 비상용 보온 담요, 박테리아·바이러스 등을 박멸하여 감염성 질환으로부터 안전하게 물을 마실 수 있는 비상용 염소계 발포성 정수제, 바 형태의 비상 식량, 1ℓ 들이 물통, 비상 로프, 호루라기, 나침반, 카라비너(연결 고리), LED 손전등, 건전지, 간단한 구급 약품 등이 들어 있다.

이외에도 자신이 필요한 것을 엄선해서 작은 용기에 담은 뒤 가지고 가는 방법도 좋다. 응급 처치 용품을 가지고 산행을 하면 마음이 든든하여 안정감이 높아지는 심리적 효과도 있다.

제대로 알고 등산하기

- 서바이벌 키트는 보온 담요, 염소계 발포성 정수제, 나침반, 손전등 등이 들어 있는 비상용 구명 상자로 등산 용품 전문점에서 구입이 가능하다.
- 스스로 필요한 것을 엄선해서 작은 용기에 담은 뒤 배낭에 넣어가는 것도 좋다.

Chapter 07

안전한 등산을 책임지는
스트레칭 & 응급 처치

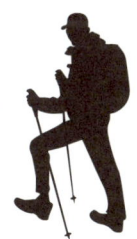

가볍게 하는 스트레칭의 효과는 결코 가볍지 않다.
짧은 시간에 이루어지는 응급 처치의 효과 또한 결코 짧지 않다.
부상을 예방하는 한편, 사고가 일어났을 때 치료 효과를 높이는
스트레칭과 응급 처치는 반드시 익혀야 할, 선택이 아닌 필수 사항이다.

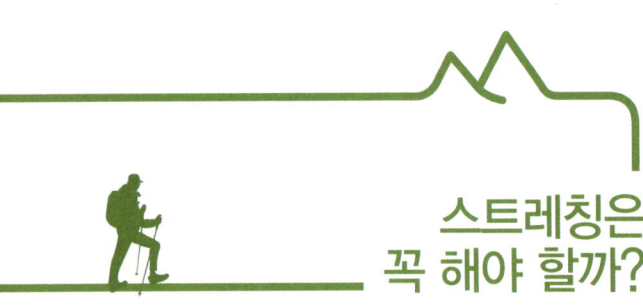

스트레칭은 꼭 해야 할까?

등산 전후에 굳이 스트레칭을 할 필요를 느끼지 못한다며 산에 도착하자마자 올라갔다가 내려오자마자 자동차를 타고 집으로 가는 이들이 많다. 이런 사람들은 급제동, 급출발하는 자동차와 비슷하다. 급제동, 급출발하면 연료 소모가 많을 뿐만 아니라 기계에 지속적인 무리를 주어 자동차의 수명을 단축시킨다. 준비 운동 없이 산을 오르는 사람들은 몸에 무리가 오기 쉽고 체력 소모가 많으며 자칫 심각한 상황까지 초래할 수 있는 것이다.

등산을 할 때는 관절 인대 손상, 허리 염좌 등의 부상을 입기 쉬운데 증상이 겉으로 두드러지게 나타나지 않는 경우가 많아 적극적인 치료를 미루는 일이 많다. 하지만 그 시간이 길어질수록 퇴행성 관절염이나 허리 디스크 등 큰 질환으로 이어질 수 있다. 스트레칭은 이러한 부상의 예방책이다.

스트레칭 등의 준비 운동은 몸이 강한 운동을 수행하기에 적합하도록 혈액 순환을 향상시켜 근육의 온도를 높이고 장시간의 운동에 대한 적응도를 높여주는 역할을 하는데 신체가 차가운 상태에서 곧바로 산에 오르면 심장과 혈관 등이 압박을 받게 되며 근육과 관절에 무리가 따른다. 또한 근육의 피로가 가중되어 흔히 '쥐가 난다'라고 표현하는 경직이 일어나기 쉬우며 하산할 때는 '다리가 풀렸다'라고 말하는 근육의 힘이 빠져 발을 잘못 딛기 쉬운 상태에 이르기도 한다.

등산 전 스트레칭은 근육의 유연성과 탄력성을 높여줄 뿐만 아니라 대뇌의 흥분 수준도 높여주어 등산을 할 때 덜 힘들게 느끼는 효과를 불러일으킨다. 스트레칭을 통해 체온이 따뜻해지면 처음에는 천천히 걸어서 심장 박동을 서서히 빨라지도록 한 후 정상적인 속도로 산행을 한다.

등산은 스트레칭으로 시작해서 스트레칭으로 마무리해야 한다. 산행 전 준비 운동을 '워밍업'이라고 부르는 것과 반대로, 산행 후 정리 운동은 '쿨링 다운'이라고 부른다. 정리 운동을 하면 혈액 순환이 좋아져서 강도 높은 운동에서 혹사 당한 근육이 풀리고 근육통을 예방할 수 있다. 또한 체내에 쌓인 젖산이 축적되지 않고 원활하게 배출돼 피로가 풀린다.

스트레칭은 산소를 마시면서 여유롭게 몸을 풀어주는 것이다. 단, 절대 뛰거나 다리 근육에 반동을 주면 안 된다. 근육에 반동을 주면

도리어 부상의 위험을 높인다. 한 번 취한 자세를 유지한 상태에서 서서히 근육과 인대를 늘려주는 것이 올바른 스트레칭 방법이다.

모든 사람들에게 등산 전에 스트레칭은 공통적인 필수 사항이지만, 특히 폐경기 여성은 여성 호르몬인 에스트로겐이 결핍된 상태이기 때문에 관절, 근육 등이 쉽게 손상될 수 있으므로 반드시 등산 전후에 스트레칭을 해야 한다. 집에서 등산화를 신기 전부터 몸을 충분히 풀고 출발해야 등산의 효과를 극대화할 수 있다.

제대로 알고 등산하기

- 등산 전후의 스트레칭은 몸이 강한 운동을 수행하기 적합하도록 혈액 순환을 향상시켜 근육의 온도를 높이며 장기의 운동에 대한 적응도, 근육의 유연성과 탄력성을 높여준다.
- 스트레칭을 한 뒤 산에 올라갔을 때는 심장 박동이 서서히 빨라지도록 천천히 걷다가 정상적인 속도를 유지한다.
- 스트레칭을 할 땐 절대 뛰거나 다리 근육에 반동을 주면 안 된다.

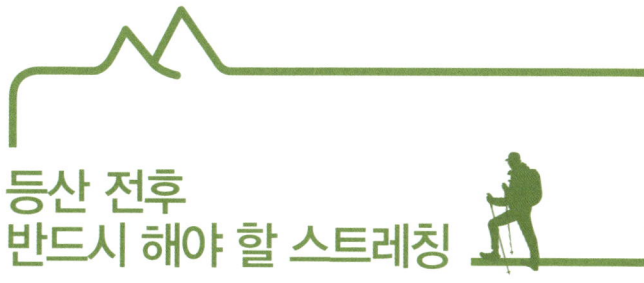

등산 전후 반드시 해야 할 스트레칭

　　등산 전 스트레칭은 10~15분 정도로 간단하게 이루어지지만 그 짧은 시간이 등산의 질을 좌우한다고 해도 지나친 말이 아니다. 안정 상태의 몸을 운동하기 좋은 상태로 전환시키는 스트레칭을 번거롭다 생각하지 말고 철저히 하도록 하자.

　　스트레칭을 할 때는 코로 숨을 크게 들이쉬어 아랫배까지 호흡하는 복식 호흡을 하며 느긋하게 몸을 움직여야 한다. 앞에서도 강조했듯이 절대 뛰거나 반동을 주지 말고 좌우 골고루 한 동작에 10~15초씩 3회 정도 반복한다.

　　스트레칭은 무리하지 않고 견딜 만한 통증 안에 시도해야 한다. 여러 사람이 함께 갔을 때는 한 명이 나서서 스트레칭을 주도하는 것이 편하다.

등산 전후 반드시 해야 할 스트레칭

스트레칭은 목이나 팔, 어깨 등을 길게 뻗거나 늘어뜨리는 정적인 동작이다. 학교나 군대에서 배운 도수 체조와 혼동하여 반동을 줘서 허리를 굽히거나 목을 뱅글뱅글 돌리는 사람이 많다. 그러나 이런 동작 자체는 부상의 원인이 된다. 따라서 굽혀지는 만큼만 허리를 굽히거나 목을 옆으로 돌려 손으로 가만히 눌러 그 자세를 유지하는 것처럼 조심스럽게 해야 한다.

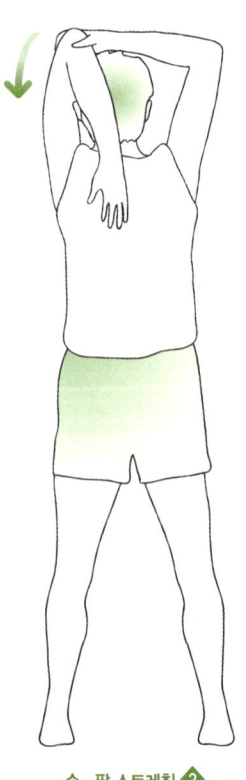

손 · 팔 스트레칭 ≫

① 양팔을 안쪽으로 접고 왼 손바닥을 위로 향하게 한다. 그 위에 오른 손바닥을 포개어 악수하듯이 잡고 양팔을 바깥으로 쭉 펴준다. 오른팔로도 같은 동작을 취한다.

② 왼팔을 머리 위로 올리고 머리 뒤에서 오른손으로 왼쪽 팔꿈치를 잡고 눌러준다. 오른팔로도 같은 동작을 취한다.

손 · 팔 스트레칭 ❷

어깨 스트레칭 »

1. 왼팔을 앞으로 펴고 오른팔로 왼팔을 안쪽으로 잡아당긴다. 이때 고개는 팔을 잡아당기는 반대 방향으로 돌린다. 오른팔로도 같은 동작을 취한다.
2. 양발을 어깨너비로 벌리고 서서 양팔을 뒤로 뻗은 뒤 등 뒤에서 깍지 끼고 상체를 앞뒤, 좌우로 숙인다.
3. 어깨를 2초 동안 올린 후 힘을 뺀다. 이때 완전히 힘을 빼는 것이 중요하다.

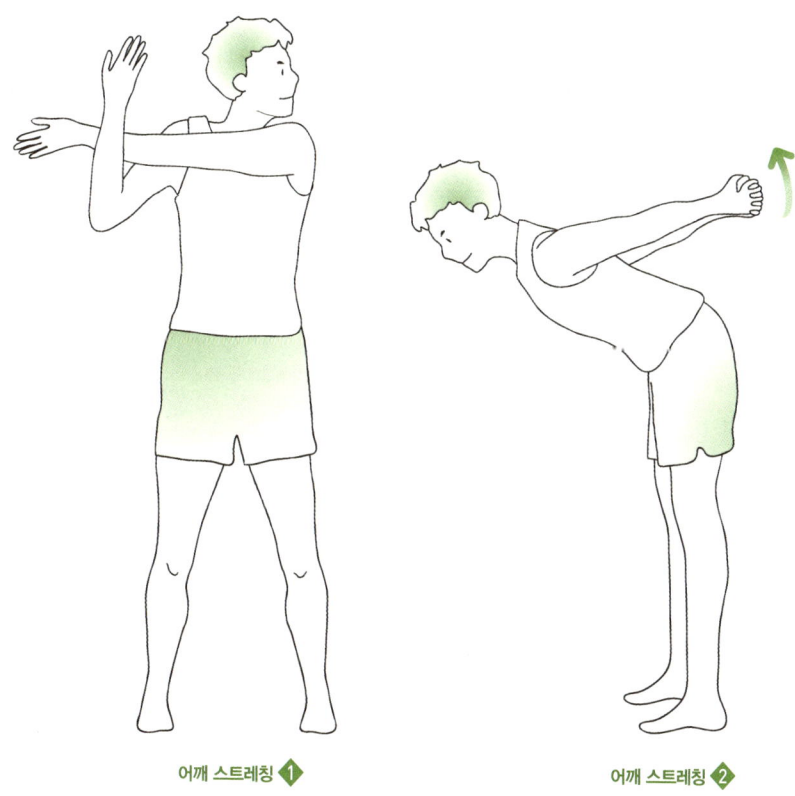

어깨 스트레칭 ①   어깨 스트레칭 ②

가슴·등 스트레칭 »

① 허리를 반듯하게 편 상태에서 만세 자세를 취한다. 서서히 호흡을 내쉬면서 상체를 천천히 뒤로 15° 정도 젖힌 상태에서 정지한다.

② 만세 자세를 취한 상태에서 깍지를 낀 다음 상체를 천천히 좌우로 움직이며 허리를 늘인다. 머리 위로 뻗어 깍지 낀 팔을 최대한 위쪽으로 늘여준다.

③ 양 팔꿈치를 어깨선까지 들어 올리고 양손은 가슴 앞으로 모은 다음 팔꿈치를 뒤로 젖히면서 가슴을 편다.

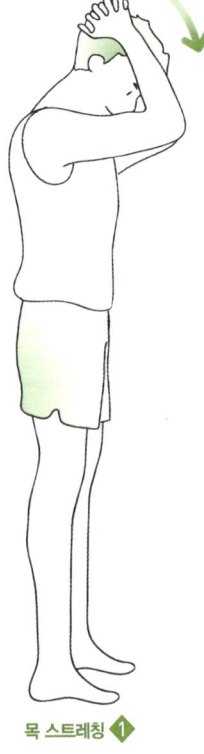

목 스트레칭 ①

목 스트레칭 »

① 양손을 깍지 낀 상태에서 뒤통수를 잡아 앞으로 지그시 누른다.

② 양손의 손바닥을 맞붙인 채 팔을 안으로 굽힌 뒤 두 엄지손가락을 턱 끝에 대고 올려주면서 고개를 천천히 뒤로 젖힌다.

③ 어깨와 팔에 힘을 뺀 채 자연스레 팔을 밑으로 내린다. 왼쪽 귀가 왼쪽 어깨에 닿도록 머리를 옆으로 젖힌다. 이때 어깨는 평행을 유지한다. 오른쪽으로도 같은 동작을 취한다.

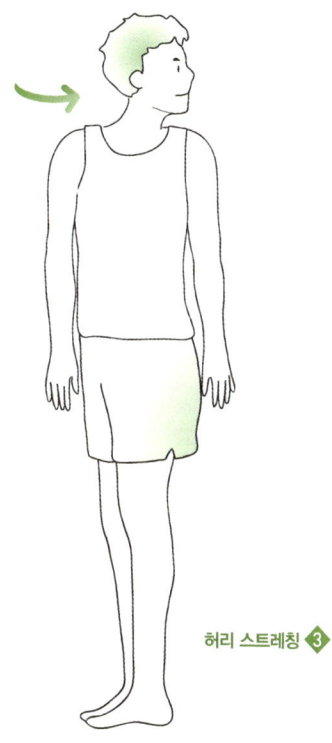

허리 스트레칭 ③

허리 스트레칭 »

① 양손을 허리에 얹고 왼쪽으로 원을 그리며 허리를 돌린다. 처음 다섯 번은 작은 원을, 나중의 다섯 번은 큰 원을 그린다. 오른쪽으로도 같은 동작을 취한다.

② 두 발을 어깨너비로 벌리고 서서 골반을 한껏 왼쪽으로 올려준 뒤 멈추고 오른쪽으로도 한껏 올려준 뒤 멈춘다. 다음으로 골반을 앞으로 당긴 뒤 멈추고 뒤로 쭉 빼서 멈춘다.

③ 두 발을 모으고 서서 상체를 왼쪽으로 천천히 돌려 뒤를 돌아보는 자세로 멈춘다. 이때 발과 다리는 고정된 상태이므로 발끝과 시선의 방향은 정반대가 된다. 오른쪽으로도 같은 동작을 취한다.

허벅지 스트레칭 »

① 왼쪽 다리를 천천히 뒤로 들어 왼손으로 발목 또는 발끝을 잡고 엉덩이에 발이 닿을 때까지 당긴다. 15~30초 정도 지속한 뒤 오른쪽 다리도 같은 동작을 취한다. 이때 발목 또는 발끝을 잡지 않은 손으로 스틱을 잡으면 균형을 잡는 데 도움이 된다.

② 왼쪽 다리를 앞으로 내밀어 무릎을 굽히고 양손을 왼쪽 무릎 위에 올린다. 오른쪽 다리는 무릎을 굽히지 않은 채 뒤로 길게 늘인 상태에서 15~30초 정도 유지한다. 이때 발바닥은 지면에서 떨어지지 않아야 하며 반동을 주지 않도록 주의한다. 오른쪽 다리로도 같은 동작을 취한다.

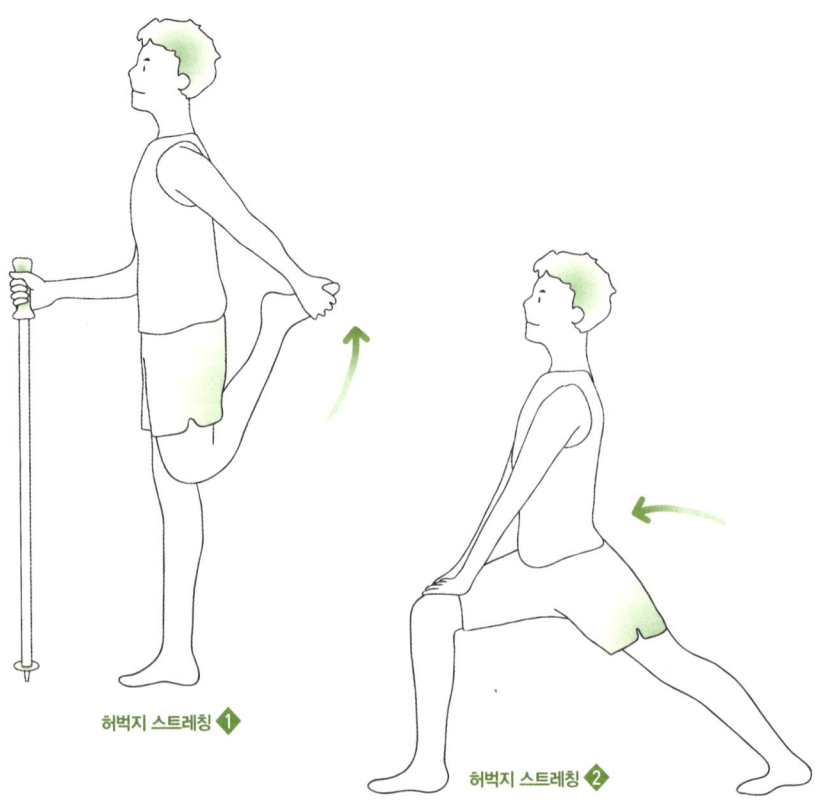

허벅지 스트레칭 ①

허벅지 스트레칭 ②

❸ 계단이나 작은 바위에 왼발을 올려놓는다. 발뒤꿈치는 그대로 바닥에 붙인 채 발바닥을 떼고 발끝을 몸 쪽으로 천천히 당긴다. 허벅지 뒤쪽과 종아리가 당기는 느낌이 들 때 멈춘다. 오른발로도 같은 동작을 취한다.

종아리 · 발목 스트레칭 ≫

❶ 양손으로 허리를 잡은 뒤 왼쪽 발목, 오른쪽 발목을 한 쪽씩 번갈아가며 돌려준다.

❷ 발을 3분의 1만 계단에 올려놓은 뒤 뒤꿈치를 아래로 내린 채 15~30초 정도 유지한다. 종아리 근육이 당겨져 시원함이 느껴지면 서서히 계단을 내려와 정지한다. 스틱을 이용해 몸을 지탱하는 것이 좋으며 이때 절대로 반동을 주어 흔들지 않는다.

❸ 바로 서서 양팔을 곧게 뻗고 나무나 벽면에 손바닥을 댄다. 왼쪽 다리를 앞으로 내민 뒤 무릎을 구부린다. 오른쪽 다리는 곧게 펴 장딴지가 당겨지는 느낌이 들면 서서히 멈춘다.

위의 스트레칭은 꼭 해야만 한다는 부담감 때문에 오히려 스트레스를 받을 수도 있다. 포인트는 머리부터 발끝까지 마디마디를 풀어주는 것이다. 위의 방법을 한두 번 따라해보고 본인에게 맞는 스트레칭을 찾아 해도 좋다.

제대로 알고 등산하기

- 스트레칭을 할 때는 복식 호흡을 하며 좌우 골고루 한 동작에 10~15초씩 3회 정도 반복한다.

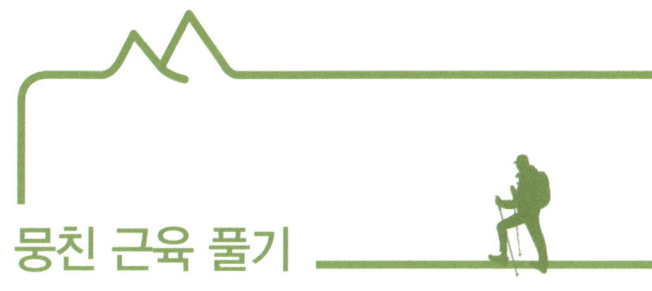

뭉친 근육 풀기

　　　　　등산은 걷는 동작이 주를 이루므로 다리 근육이 뭉치는 경우가 많다. 근육이 굳으면 그 주변 관절에도 통증이 온다. 이때 통증 부위를 직접 마사지하기보다는 종아리나 정강이 부분을 눌렀다가 풀어주듯이 근육 전체를 부드럽게 풀어주는 느낌으로 마사지하는 것이 바람직한 방법이다. 또한 산행 시에는 몸의 균형을 잃어 발목을 삐끗하는 경우가 다반사이므로 발목 근육 강화 운동에도 많은 신경을 쓴다. 틈틈이 한쪽 발로만 서서 균형을 잡는 동작을 취하면 발목 근육이 강화된다.

　평소 웨이트 트레이닝을 통해 근육을 단련해두면 근육이 뭉치는 것을 예방할 수 있다. 우선 허벅지 근육을 강화시키는 운동부터 알아보자. 바로 선 채 양손으로 허리를 잡고 한쪽 발을 앞으로 한 걸음 내딛는다. 앞쪽 무릎과 뒤쪽 무릎을 구부려 직각이 되게 한다. 이 상태에서 수직으로 일어났다 앉는 동작을 15회씩 3회 반복해준다. 옆에서 봤을 때 무릎 아래와 허벅지가 직각을 이루게 한 후 그대로 10초 정도 머물렀다가 바로 서는 기마 자세를 15회씩 3회 해주면 다리 근육을 튼튼하게 하는 데 도움이 된다.

균형 있는 몸과 건강을 위해 상체 근육 운동도 해준다. 15번 정도 들었다 놓을 수 있을 정도의 무게를 지닌 아령을 선택하여 어깨 근육 운동을 한다. 양발을 어깨너비로 벌리고 서서 양손에 아령을 든 다음 등을 똑바로 펴고 차렷 자세로 정면을 주시한다. 숨을 들이마시며 양팔을 어깨와 수평 지점까지 천천히 들어올리고 숨을 멈췄다가 다시 내쉬면서 천천히 팔을 내리는 동작을 15회씩 3회 반복한다. 바닥에 누운 채로 상체를 약 30° 정도 세우고 양 다리를 바닥과 70° 지점까지 천천히 들어올렸다가 바닥에 내리는 동작을 20회씩 5회 반복하면 복근 강화에 도움이 된다. 오른쪽은 산행 후 자주 뭉치는 어깨와 다리 근육을 풀어주는 스트레칭법이다.

제대로 알고 등산하기

- 통증 부위를 직접 마사지하는 것보다는 근육 전체를 부드럽게 풀어주듯이 주무른다.
- 평소 웨이트 트레이닝을 통해 근육을 단련해두면 근육이 뭉치는 것을 예방할 수 있다.

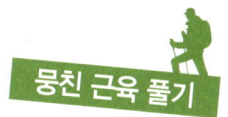

뭉친 어깨 근육 풀기 ≫

① 두 손을 등 뒤에서 X자로 교차해 잡고 등 뒤로 서서히 잡아당겨 늘여준다. 손을 바꿔서 동작을 반복한다.

② 양팔을 쭉 뻗어 앞으로 나란히 자세를 취한 채 깍지를 낀다. 깍지 낀 손을 내리면서 몸 아래쪽으로 구부려 양팔 사이로 빼내 앞으로 최대한 뻗는다. 깍지를 껴서 뻗은 팔을 몸 위쪽으로 구부려 양팔 사이로 빼내 앞으로 최대한 뻗는다.

뭉친 다리 근육 풀기 ≫

① 양발을 어깨너비로 벌리고 선다. 두 손을 바지 옆 재봉선을 따라서 내려가며 상체를 앞으로 최대한 숙여 다리가 뻐근할 정도로 늘여준다.

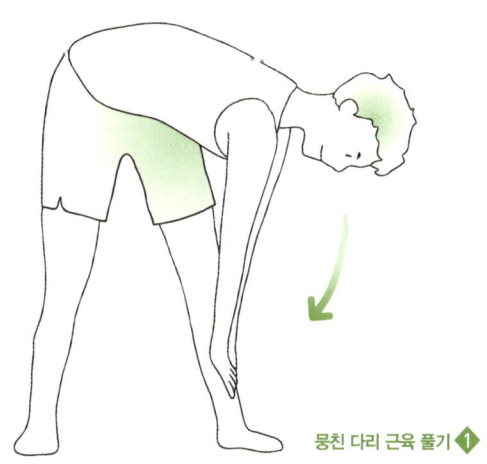

뭉친 다리 근육 풀기 ①

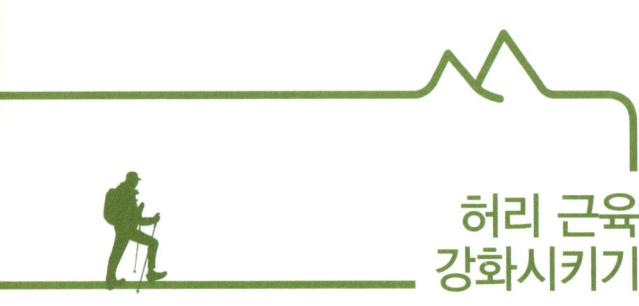

허리 근육 강화시키기

등산을 하다가 허리 통증이 느껴진다면 20분 이상 휴식을 취하면서 깊고 규칙적인 호흡을 하고 냉찜질을 한다. 냉찜질을 하면 혈관이 수축돼 염증 반응이 늦춰지고 통증도 줄어든다.

이때 통증 부위를 마사지하는 등 주무르는 것은 절대 금물이다. 어느 정도 통증이 가라앉았을 때 한쪽 발을 바위나 계단 등에 올려놓고 서서 골반을 앞으로 당기는 동작을 반복하는 등의 이완 운동을 해주는 것이 바람직하다.

평소 전혀 운동을 하지 않거나 오랫동안 앉아서 일하는 사람은 허리가 약해져 있는 상태이다. 이 상태에서 무리한 등산을 했다가는 요통이 생길 수가 있고 심하면 디스크 등의 허리 질병을 겪게 된다. 일상생활에서 허리를 튼튼하게 해주는 운동을 수시로 해서 등산 중 발생할 수 있는 허리 통증과 질병을 예방하자.

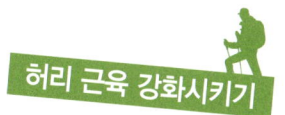

허리 근육 강화시키기

① 누운 상태에서 다리를 모으고 무릎을 구부린다. 양팔을 X자로 교차해 가슴에 모으고 천천히 고개를 올려 시선이 배꼽을 향하게 한다.

② 누워서 다리를 모으고 무릎을 구부린 뒤 양팔을 밑으로 내려 바닥에 닿게 한다. 천천히 허리와 엉덩이를 든다.

③ 2번 자세에서 그대로 오른쪽 다리를 뻗은 채 자세를 유지한다. 천천히 오른쪽 다리를 내리고 왼쪽 다리로도 같은 자세를 취한다.

④ 배에 베개를 깔고 팔과 다리를 쭉 펴고 엎드려 눕는다. 양팔을 구부리지 않은 상태에서 그대로 다리를 위로 올린다.

⑤ 무릎을 구부리고 양팔로 바닥을 짚은 채 엎드린다. 왼팔과 오른쪽 다리를 쭉 편 뒤 잠시 자세를 유지한다. 서서히 되돌아와 오른팔과 왼쪽 다리를 쭉 편 뒤 잠시 자세를 유지한다.

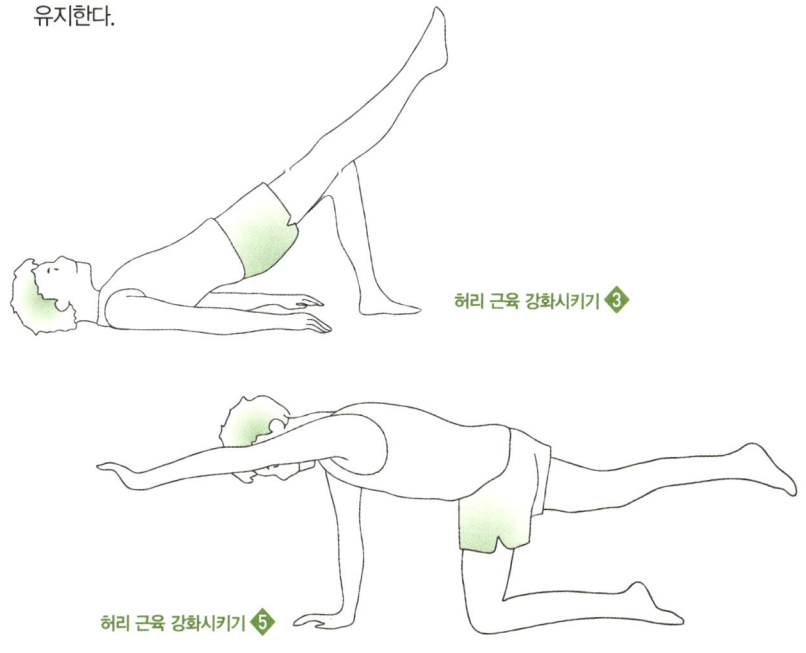

허리 근육 강화시키기 ③

허리 근육 강화시키기 ⑤

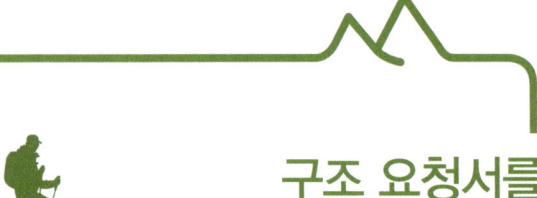

구조 요청서를 작성하자

　　　　　　모든 사고는 위험하지만 산에서 사고가 일어나면 특히 위험할 수 있다는 점을 잊지 말자. 만일 교통사고를 당했다면 신속히 응급 처치를 받을 수 있고 병원으로 옮겨질 수 있지만 산은 그 특성상 의사나 구급 대원을 만나기까지 시간이 소요될 수밖에 없다. 따라서 산행을 하는 사람은 응급 처치법을 익힐 필요가 있다.

　위급한 상황에서 위치, 지형, 기후 등의 어려움으로 인해 의사를 만나기까지 상당한 시간이 걸릴 때 일시적으로 하는 치료를 응급 처치라고 한다. 누가, 언제, 어느 능선에서 큰 사고를 당하거나 급성 질병에 걸릴지는 아무도 모른다. 중증 환자가 발생했을 때 일행 중 응급 처치법을 알고 있는 사람이 곧바로 응급 처치를 하게 되면 환자의 고통을 줄일 수 있고 예후에도 큰 영향을 미치며 더 나아가 소중한 생명을 구할 수도 있다.

응급 처치를 한 다음에는 반드시 구조 요청서를 작성하도록 한다. 구조 요청서는 환자에 대한 신상 정보와 함께 사고 경위, 환자 상태, 실시한 응급 처치 내용 등을 기록한 것이다. 이는 구급 대원 및 의사가 환자를 치료하는 시간을 단축시켜주고 보다 정확하게 진료를 할 수 있도록 도와준다. 환자가 의식이 있을 때는 인적 사항, 사건 경위, 아픈 부위, 알레르기 유무 등을 묻는다. 다음으로 손상 부위, 의식 상태, 호흡·맥박 등을 검사하여 기록한다. 의식 상태의 '명료'는 정상적으로 대화가 가능한 상태를 의미한다. '혼미'는 두세 번 물어봤을 때 대답이 가능한 상태, '실신'은 흔들어 깨웠을 때 의식을 차리고 두세 번 이상 물음에 답할 수 있는 상태, '반혼수'는 의식이 없으나 꼬집었을 때 움직이는 상태, '혼수'는 의식이 없고 꼬집어도 움직이지 않는 상태이다. 호흡의 '정상'은 규칙적으로 호흡할 때, '비정상'은 호흡이 규칙적이지 않고 숨을 몰아쉬기도 할 때, '무호흡'은 말 그대로 호흡이 없을 때이다.

제대로 알고 등산하기

- 구조 요청서는 환자에 대한 신상 정보와 함께 사고 경위, 환자의 상태, 실시한 응급 처치 내용 등을 기록한 것으로, 구급 대원 및 의사가 환자를 치료하는 시간을 단축시켜주고 정확한 진료를 할 수 있게 도와준다.
- 응급 처치 후 환자가 의식이 있는 경우 인적 사항, 사건 경위, 아픈 부위, 알레르기 유무 등을 물은 뒤 손상 부위, 의식 상태, 호흡과 맥박 등 신체의 이학적 검사를 실시한다.

구조 요청서
환자 이름 :　　　　　　　　　　　　나이 / 성별 :
연락처 :
기존 질환 및 복용 약물 :
사건 경위 :   시간 :　　　　　　　　　　　　장소 :   경위 : 추락☐　낙석☐　실족☐　산사태☐　사고와 무관한 발생☐　기타(　　　　)
의식 상태 : 명료☐　혼미☐　실신☐　반혼수☐　혼수☐   호흡 : 정상☐　비정상☐　없다☐   맥박수 :　　　　회 / 1분(15초×4)   체온 :
초기 상태 :   손상 부위 및 정도 : 머리 및 목 손상☐　흉부 손상☐　출혈☐　골절☐　흉통☐　호흡 곤란☐　상·하지 통증☐
처치 및 투약 내용 :
작성자 이름 :　　　　　　　　　　　환자와의 관계 :   작성자 연락처 :

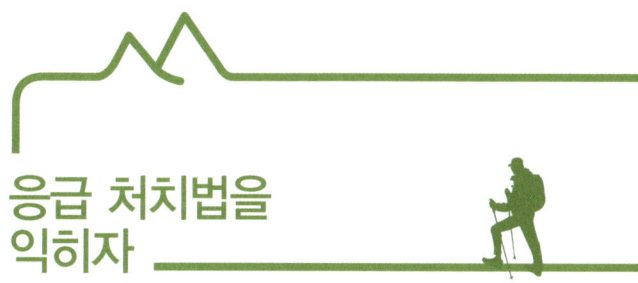

응급 처치법을 익히자

　　응급 처치는 말 그대로 응급한 상황에 대처하는 방법인 만큼 허둥대기 쉽다. 응급 상황에 맞닥뜨린 환자나 일행은 무엇보다 침착하고 냉정한 자세를 유지해야 한다. 응급 처치를 해야 하는 사람이 놀란 마음에 갈팡질팡하다가는 환자를 돕기는커녕 상태를 더욱 악화시킬 수 있다는 점을 명심하자. 일행은 소란스럽지 않게 해서 환자의 안정을 돕고 다른 구경꾼들을 멀리하도록 한다. 갑작스런 사고에서 대처가 익숙한 사람은 드물기 때문에 배낭에 응급 처치 책을 가지고 다니는 것이 좋으며 책을 참고하여 침착하게 대처하도록 한다.

　촌각을 다투는 호흡 정지, 과다 출혈, 음독 사고는 시간이 생사를 가를 수 있으므로 신속히 응급 처치를 시행한다. 호흡이 정지한 경우 심폐 소생술을 실시해야 한다. 과다 출혈일 때는 지혈을 해야 하고 뱀에 물리거나 독버섯·독초 같은 것을 먹은 음독 상황일 때는 독이 체내로 퍼지기 전에 독을 빨아내는 경우가 있는데 이는 세균 감염 혹은 상처를 더 크게 만들 수 있으므로 해서는 안 된다.

환자가 의식을 잃었을 경우에는 호흡을 확인한 후 맥박 유무를 확인한다. 맥박, 즉 심박을 재는 방법은 아주 간단하다. 먼저 손바닥이 보이도록 팔을 뒤집은 상태로 손목과 손으로 연결되는 부위에서 약 1~2cm 떨어진 팔 부분을 양손의 검지와 중지로 조심스럽게 누른다. 이때 손가락으로 움직임이 느껴지는 것이 바로 맥박이다. 만약 손목에서 맥박이 잘 느껴지지 않는다면 양쪽 목에서 귀와 턱의 각진 곳이 만나는 부분을 살짝 누르면 맥박이 더 강하게 느껴진다. 맥박은 주기적인 시간 단위로 기록해야 하는데 1~2시간 단위가 적당하다.

맥박을 잰 다음에는 응급 처치를 시행하고 구조 요청서에 처치 내용을 꼼꼼히 기록한다. 처치 후에는 텐트, 침낭, 연료, 식량, 버너, 물, 휴대 전화 등을 적절히 사용한다. 상처를 입은 환자는 체온이 떨어지기 쉬우므로 땅바닥에 그대로 눕게 하지 말고 침낭이나 일행의 겉옷 등을 깐 뒤 그 위에 눕히도록 한다.

환자를 섣불리 움직이게 하는 것은 금물이다. 단, 쇼크 상태로 안색이 창백할 때는 쇼크의 가능성이 있으므로 머리를 약간 낮게 해서 피가 머리로 쉽게 흐르도록 해준다. 머리 손상 후 의식을 잃거나 토하는 경우 뇌출혈의 가능성이 있는데 이때 의식이 없는 환자에게 물이나 음료수를 주면 기도 폐쇄를 일으킬 수 있으므로 절대 주지 않는다. 사고를 당한 당사자는 극도로 불안한 심리 상태인 경우가 많으므로 구조자는 환자에게 상처를 보여주지 말고 용기를 북돋워줘야 한다.

제대로 알고 등산하기

- 응급 상황에서는 환자와 일행 모두 침착하고 냉정한 자세를 유지해야 한다.
- 환자가 의식을 잃었다면 먼저 맥박을 잰다. 맥박은 1~2시간 단위로 기록한다.
- 맥박을 잴 때에는 손바닥이 보이도록 팔을 뒤집는다. 손목과 손목이 연결된 부위에서 약 1~2cm 떨어진 팔 부분을 두 손의 검지와 중지로 눌렀을 때 손가락으로 느껴지는 움직임이 맥박이다. 양쪽 목에서 귀와 턱의 각진 곳이 만나는 부분을 살짝 누르면 맥박이 더 강하게 느껴진다.

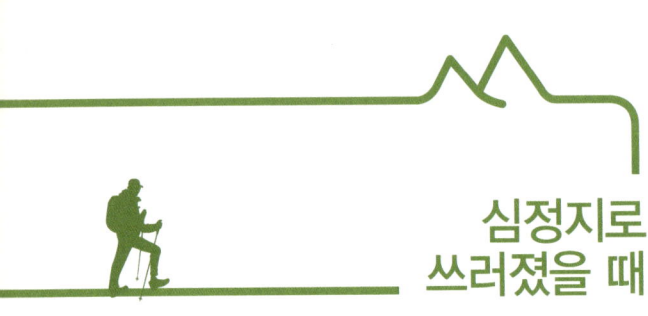

심정지로 쓰러졌을 때

　　　　　심정지 상태에서는 심각한 뇌 손상 등의 후유증이 남거나 온몸의 혈액 순환이 중단되어 사망할 수 있다. 사고자가 심정지를 일으키면 일행은 당황하지 말고 침착하면서도 신속하게 조치를 취해야 한다. 의식이 없거나 호흡을 멈춘 사람을 발견하게 되면 먼저 주위에 도움을 청하고 119에 연락한 뒤 즉시 심폐 소생술을 실시한다. 심폐 소생술이란 심장 마비가 발생했을 때 흉부 압박과 인공호흡으로 혈액 순환과 호흡을 돕는 응급 치료법이다.

　일단 환자의 상의와 허리띠 등 옷을 느슨하게 풀어준 뒤 환자의 상태와 맥박을 확인한다. 그 다음 환자를 반듯하게 눕힌 뒤 한 손바닥을 이마에 대고 다른 손 검지와 중지를 환자의 턱에 댄 상태에서 들어 올리듯 머리를 뒤로 젖혀 기도를 열어준다.

　기도를 열었을 때 입안에 이물질이 발견되면 볼 양쪽의 하악골을 꽉 눌러 빼낸다. 그래도 이물질이 빠지지 않으면 입안에 손가락을 사선 방향으로 깊숙이 넣어 잡아 꺼내는데 이때 손가락을 다치지 않도록 조심해야 한다.

조치를 취하고 나면 인공호흡과 흉부 압박을 실시한다. 먼저 인공호흡을 시행하는데 5초에서 10초 이내의 짧은 시간 안에 호흡 유무를 검사해야 한다. 환자의 코에 귀를 가까이 대어 숨소리를 확인하고 눈으로는 가슴이 오르내리는지 판단한 후 호흡이 없는 것이 확인되면 인공호흡을 시행한다. 자신이 환자의 왼쪽에 위치한 경우 오른손 바닥을 이마에 대고 오른손 엄지와 검지로 환자의 코를 막아 공기가 새어나가지 않도록 한 후 왼손 검지와 중지로 환자의 턱을 올려 기도를 확보한다. 인공호흡은 1초에 한 번, 2회를 연속적으로 시행한다. 인공호흡을 할 때는 환자의 흉부가 올라오는 것을 보고, 숨소리를 듣고,

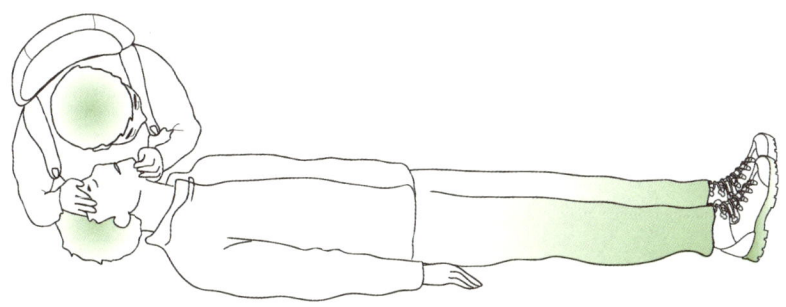

▶인공호흡을 할 때 주의할 점
인공호흡을 할 때는 그림과 같은 자세로 환자의 흉부가 올라오는 것을 보고, 나오는 숨소리를 듣고, 뺨으로 호흡을 느껴야 한다.

호흡을 느껴야 한다는 것을 잊지 말도록 하자.

　인공호흡을 해도 흉부가 올라오지 않는 경우에는 다시 기도를 확보해야 한다. 그런 다음 최소 5초에서 10초간 맥박 유무를 검사하는데 이때는 목에 있는 경동맥을 만져 맥박 유무를 검사하는 게 더 정확하다. 맥박이 느껴지지 않으면 흉부 압박을 실시한다. 환자의 양쪽 유두 사이에 한 손을 얹고 다른 손을 손등에 얹는다. 두 손을 깍지 낀 후 가슴이 3.5~5cm 눌릴 정도로 압박한다. 1분에 100회의 속도(20초 전후에 30번 정도)로 실시하되 팔꿈치를 펴서 상체의 무게가 온전히 실리도록 한다. 흉부 압박을 할 때는 빠르고 깊게 누르고 흉부가 충분하게 올라올 때까지 기다리는 것이 중요하다.

　인공호흡 2회와 흉부 압박 30회를 1세트로 해서 5세트를 실시한 후 5~10초간 호흡과 맥박 유무를 체크한다. 구조자는 소리를 내서 숫자를 세어가며 시간을 확인해야 헷갈리지 않는다. 힘들더라도 도중에 포기하지 말고 전문 치료팀이 도착할 때까지 규칙적이고 정확한 동작으로 해야 한다. 따라서 한 사람보다 두 사람이 교대로 하면 한결 쉽고 효과도 커진다. 구조자가 2명일 때는 5세트마다 혹은 2분마다 교대로 한다. 이때 교대 시간이 5초를 초과해서는 안 된다. 구조자가 두 사람일 때도 1분 동안 인공호흡 2번과 흉부 압박 30회를 지켜야 한다. 사춘기 이전까지의 어린이에게 시행할 경우 인공호흡 2번에 흉부 압박 15회가 적당하다.

환자의 맥박이 돌아온 것이 확인되면 호흡을 확인한다. 호흡이 돌아왔다면 즉시 회복을 취하게 한다. 맥박은 돌아왔으나 호흡이 없는 경우 점차 맥박이 잦아들 수 있으므로 계속해서 인공호흡을 한다.

제대로 알고 등산하기

- 심정지로 인해 환자의 호흡이 멈췄다면 주위에 도움을 청하고 119에 연락한 후 심폐 소생술을 실시한다.
- 일단 환자의 의복을 느슨하게 하고 반듯하게 눕힌다. 한 손바닥을 이마에 대고 다른 손 검지와 중지를 환자의 턱에 댄 상태에서 들어올리듯 머리를 뒤로 젖혀 기도를 연다.
- 기도를 확보한 다음에는 인공호흡을 실시한다. 먼저 5~10초 내에 호흡 유무를 확인한 뒤 1초에 한 번, 2회를 연속적으로 시행한다.
- 인공호흡 후에도 호흡이 없다면 흉부 압박을 실시한다. 환자의 양쪽 유두 사이에 한 손을 얹고 그 위에 다른 손을 얹어 깍지를 낀다. 팔꿈치를 펴서 가슴이 3.5~5cm 눌릴 정도로 압박한다. 1분에 100회의 속도(20초 전후에 30번 정도)로 실시한다.

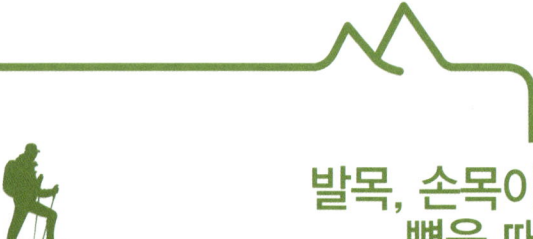

발목, 손목이 삐었을 때

흔히 '발목이 삐었다'라고 하는 것은 발목 인대 손상을 일컫는 것으로 의학 용어로는 '염좌'라고 한다. 발목은 다양한 모양을 가진 여러 개의 뼈들로 이루어져 있는데 질기고 탄력성을 갖고 있는 단백질 섬유 조직인 인대들은 이 뼈들을 서로 연결해준다.

발목의 인대 중 가장 잘 다치는 부위는 바깥쪽의 복사뼈 아래 부분인 외측부 인대이다. 이 부위를 삐면 붓고 눌러서 아프고 움직이기 힘든 증상 등이 생긴다. 인대는 탄성이 없는 고무줄 같아서 늘어나기는 하지만 다시 원래의 길이로 돌아가지 않는다. 따라서 인대를 다쳤을 때 가장 중요하고 시급한 처치는 고정이다. 주위의 나뭇가지나 스틱 등을 이용하여 붕대, 깁스로 발목 관절을 고정한다. 그 다음에는 발을 심장보다 높이 들고 얼음찜질을 해서 통증을 줄이고 부기를 가라앉힌다. 산행 중 넘어지면서 바닥을 짚다가 손목이 삐는 경우도 많은데 손목도 발목과 마찬가지로 가장 먼저 고정을 하고 냉찜질을 해준다.

고정할 때는 손, 발이 가장 편한 형태에서 고정하도록 한다. 발목은 뒤꿈치를 든 상태로 고정하면 보행에 어려움을 겪으므로 발바닥이 수평을 유지하도록 하고, 손목은 손가락을 펴지 않고 살짝 구부린 상태에서 고정을 해야 한다. 병원에서 깁스를 한 환자를 떠올려보면 좀 더 쉽게 이해할 수 있을 것이다.

응급 처치 후 하산하면 병원에 가서 적절한 치료를 받는다. 깁스를 풀고 나서는 재활 운동을 시작해야 인대뿐만 아니라 근육도 정상으로 회복될 수 있다. 아팠던 발이라고 깁스를 했을 때처럼 움직이지 않거나 겁을 내면 발목이 약해질 수 있다. 발목 염좌 초기에는 물리 치료 등으로 치료가 가능하나 심한 통증이나 부기가 있다면 골절이나 인대 파열이 있을 수 있으므로 반드시 병원을 찾아 정확한 진단을 받아봐야 한다.

제대로 알고 등산하기

- 발목이나 손목을 삐었을 때는 가장 먼저 부목, 나뭇가지, 스틱 등을 이용해 붕대나 깁스로 고정한다.
- 다친 부위를 심장보다 높이 든 상태에서 냉찜질을 하고 병원에 가서 깁스를 한다.

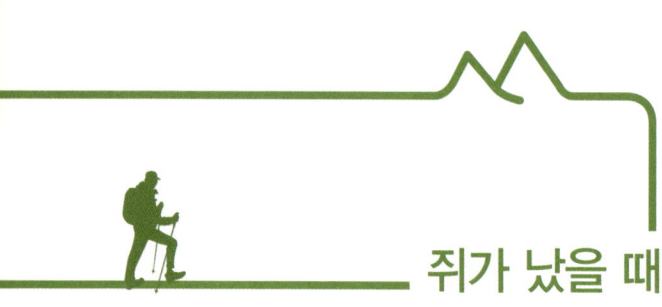

쥐가 났을 때

흔히 '쥐가 났다'라고 표현하는 증상은 의학 용어로 '수분 경직'을 뜻한다. 급작스런 통증과 마비를 동반하는 수분 경직은 근육에 무리가 갔을 때 많이 생기는데 특히 초보 산행자들이 많이 겪는다. 초보뿐만 아니라 숙련자도 예외는 아니므로 등산 전후 충분한 스트레칭으로 수분 경직을 예방하도록 한다.

응급 처치 후 수분 경직이 풀렸다고 방심해선 안 된다. 규칙적으로 휴식을 취하면서 몸의 상태를 잘 점검하고 몸에 수분이 부족해지지 않도록 수시로 물을 마셔야 한다.

쥐는 저절로 회복되는 경우가 있으나 재발의 우려가 있으므로 등산 초입에 쥐가 났을 때는 참지 말고 일행에게 알려 조기에 휴식을 취하는 게 좋다.

흔히 알고 있는 민간요법으로 쥐가 났을 때 바늘로 찌르거나 칼로

찔러 피를 내기도 하는데 이는 감염의 위험이 있고 신경 등에 손상을 줄 수 있으므로 절대로 해선 안 되는 행동이다.

쥐가 났을 때의 치료 방법은 휴식을 취하는 것, 온찜질을 하는 것, 서서히 주물러주고 부드럽게 마사지하거나 조심스럽게 스트레칭하는 것 등이다.

제대로 알고 등산하기

- 등산 전후 충분한 스트레칭을 하여 쥐가 나는 것을 예방한다.
- 쥐가 났을 때는 휴식을 취하고 온찜질을 하며 조심스럽게 스트레칭을 하는 등 조치를 취한다.
- 쥐가 난 후에도 재발을 막기 위해서 몸 상태를 잘 점검하고 수시로 물을 마신다.

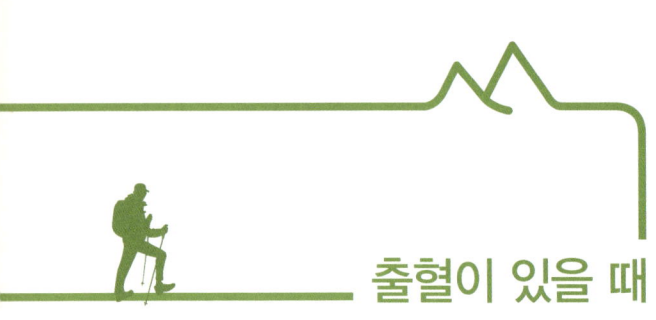

출혈이 있을 때

혈액은 성인 몸무게의 약 13분의 1을 차지한다. 사람은 3분의 1의 혈액이 몸속에서 빠져나가도 생명에는 지장이 없지만 몸속 혈액 중 2분의 1을 잃게 되면 사망에 이르게 된다. 체중이 60kg인 성인이라면 약 1,500cc 정도의 피를 흘리더라도 생명에는 지장이 없다는 것이다. 등산 중 출혈이 일어나면 환자는 몹시 당황하게 되고 불안함을 느끼는데 이런 사실을 염두에 둔다면 과도한 두려움을 가라앉힐 수 있을 것이다.

출혈이 일어났을 때는 먼저 피의 색을 살펴보면 피가 어디서 흘러나온 것인지와 상처의 경중 여부를 알 수 있다. 피의 색이 거무스름하다면 정맥에서 흘러나온 피로 크게 걱정하지 않아도 된다. 반면 선명한 붉은 색이라면 동맥에서 흘러나온 피이므로 신속하게 지혈해야 한다.

심장에서 뿜어져 나온 혈액을 여러 장기와 조직으로 운반하는 혈관이 동맥이다. 동맥혈은 산소가 풍부하여 밝고 선명한 붉은색을 띠며 심장에서 뿜어져 나온 혈액을 40cm/sec의 속도로 운반한다. 동맥을 다쳤다면 심장 박동 압력에 의해 출혈량이 많고 지혈도 어려워 오랫동안 압박해야 한다. 정맥혈은 압력이 낮아 천천히 흐른다. 따라서 정맥 출혈의 경우 대부분 지혈한 지 5~15분 사이에 출혈이 멈춘다.

모든 지혈법은 장시간 압박하면 근육과 신경 계통에 장애를 주므로 피가 멈출 때까지 15~20분 간격으로 압박한 뒤 풀고 다시 압박하기를 반복한다. 지혈법은 크게 직접 압박법, 간접 압박법(동맥점 압박 지혈), 지혈대법으로 나뉘는데 부상의 상태에 따라 지혈 방법을 달리한다. 직접 압박법은 출혈 상처 부위를 직접 압박하여 피를 멈추게 하는 방법이다. 다친 부위를 심장보다 높게 올려 상처 위에 거즈나 깨끗한 천을 대고 직접 압박하는데, 이때 천이나 거즈는 너무 조이지 않을 정도로 상처 부위에 동여매도록 한다.

간접 압박법(동맥점 압박 지혈)은 직접 압박법으로 지혈되지 않을 때 동맥에 가까운 부위를 압박하는 방법이다. 손을 다쳤다면 엄지를 손목 안쪽에 대서 뼈를 압박한다. 팔을 다쳤다면 네 손가락을 팔 윗부분의 안쪽에 대고 근육 사이의 홈을 압박해준다. 머리를 다쳤다면 귀 바로 앞 뼈에 엄지손가락을 대서 압박한다. 이 밖의 지혈점으로는 아래턱의 끝부분에서 약간 뒤쪽에 있는 안면 하부, 쇄골의 움푹 들어간 곳, 허벅지 안쪽, 엄지발가락과 검지발가락 사이 관절 등이 있다.

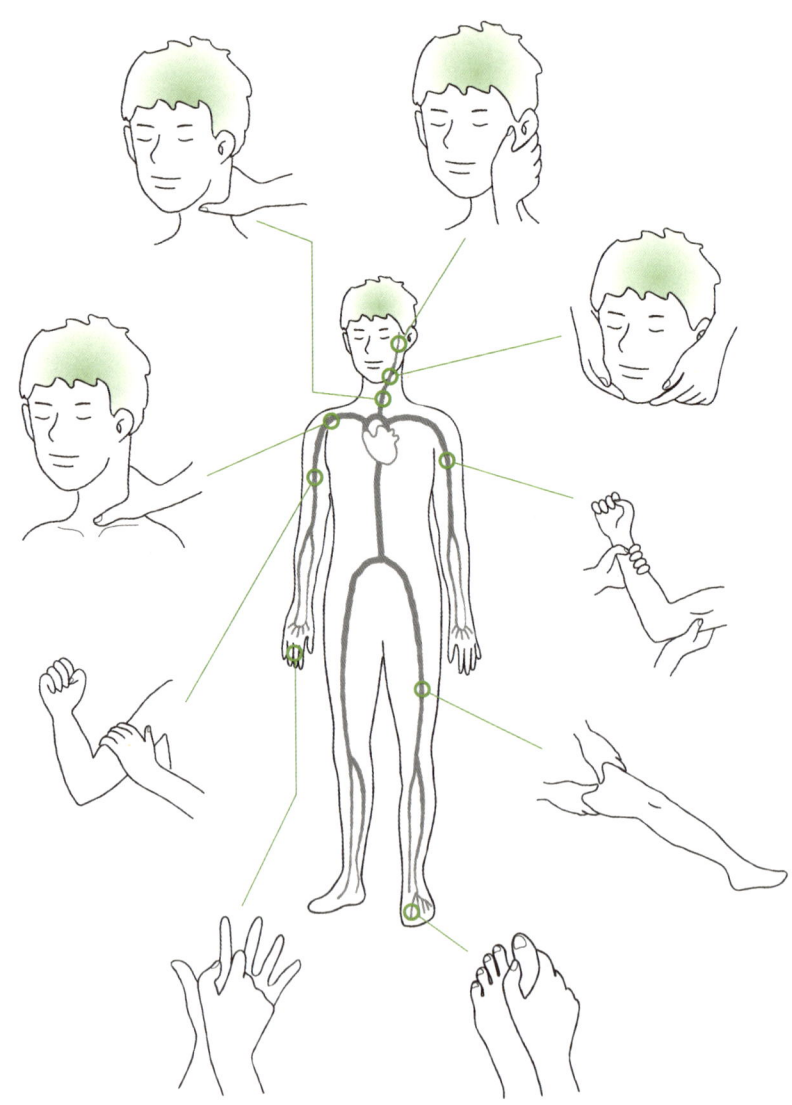

▶다친 부위와 지혈점(시계 방향으로)
이마 · 관자놀이 – 귀의 중앙 앞쪽), 두부 – (목 주변), 상완하부 · 팔꿈치 · 손 – (다른 사람이 할 경우: 팔꿈치 안쪽), 허벅지 · 무릎 · 발 – (허벅지 안쪽), 발가락 – (엄지발가락 관절), 손가락 – (손가락의 윗부분), 상완하부 · 팔꿈치 · 손 – (스스로 할 경우: 알통 주변), 겨드랑이 아래 – (쇄골의 움푹 들어간 곳), 안면 하부 – (아래턱의 끝부분에서 약간 뒤쪽)

지혈대법은 팔이나 다리에서 출혈이 있을 때 사용하는데 앞에 소개한 두 방법으로도 출혈을 멈출 수가 없을 때 최후의 방법으로 조심스럽게 실시하고, 2시간 이내에 반드시 의사의 치료를 받아야 한다. 먼저 삼각건이나 스카프를 접어서 지혈대를 만든 뒤 지혈점과 상처 사이의 압박해야 할 동맥 위에 놓는다. 이때 관절 부분에 지혈대가 위치하지 않도록 주의하고, 지혈대의 폭이 너무 좁은 경우 신경 등을 손상할 가능성이 있으므로 5cm가량으로 접어 지혈하도록 한다. 혈관 위를 다쳤을 때는 더 좁게 접어서 댄다. 상처 주위에 지혈대를 단단히 이중으로 둘러 매듭을 짓고 길이 20cm 정도의 견고한 막대기를 매듭 위에 놓고 묶는다. 막대기를 뒤틀어서 출혈이 멎을 때까지 지혈대를 조인다. 지혈대가 풀리지 않도록 잘 마감하고 지혈한 시간을 기록해 둔다. 20~30분마다 잠깐씩 느슨하게 풀고, 1시간 이상 사용하지 않는다.

흔히 환자가 다쳤을 때 '피가 나는 편이 낫다, 피가 나지 않는 것이 오히려 위험할 수 있다'라는 말을 해주는 경우가 있는데, 이는 단순히 위로의 말을 넘어서 의학적으로도 옳은 말이다. 내출혈의 경우 별다른 외상이 나타나지 않고 따라서 응급 처치도 할 수 없으므로 상당히 위험하다. 특히 뱃속에서 일어나는 내출혈의 경우는 처음에는 외관상 별다른 징후가 나타나지 않는다. 조금씩 시간을 두고 피가 빠져나가므로 위험을 느끼지 못하는데, 시간이 지날수록 식은땀이 나고 얼굴이 창백해지다가 국소 부위가 부어오르거나 푸른빛이 도는 증상이 나타난다. 또한 맥박이 빨라지고 호흡이 얕아지며 혈압이 내려가고 귀나 코 부분에 피가 나기도 한다. 내출혈이 발생한 환자는 순식간에 의식 혼미 또는 의식 불명에 이르러 사망한다. 무언가에 세게 부딪혔거나 높은 곳에서 추락했을 때는 피가 나지 않는다고 해도 내출혈이 일어났을 가능성이 있으므로 주의한다. 위의 증상이 약간이라도 나타나면 곧바로 119를 불러 신속하게 치료를 받는다.

제대로 알고 등산하기

- 사람은 3분의 1의 혈액이 몸속에서 빠져나가도 생명에는 지장이 없다는 사실을 염두에 두고 과도한 두려움을 가라앉힌다.
- 거무스름한 피가 나왔다면 정맥에서 흘러나온 피이므로 지혈 후 5~10분 사이에 멈춘다. 선명한 붉은 색의 피가 나왔다면 동맥에서 흘러나온 피이므로 신속하게 지혈한다.
- 직접 압박법, 간접 압박법, 지혈대법을 활용해서 피가 멈출 때까지 15~20분 간격으로 압박한 뒤 풀고 다시 압박하기를 반복한다.
- 무언가에 세게 부딪히거나 높은 곳에서 추락했을 때, 식은땀이 나고 얼굴이 창백해지다가 국소 부위가 부어오르거나 푸른빛이 돈다면 내출혈의 가능성이 있으므로 곧바로 119를 불러 치료를 받는다.

골절됐을 때

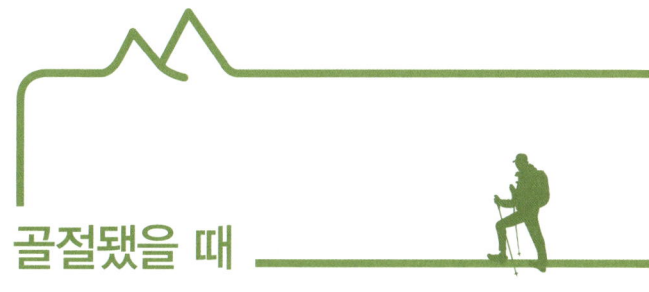

　　등산을 하는 도중 넘어지거나 부딪혀서 골절상을 입었을 때는 골절 부위에 외상이 있는지 확인하고 뼈를 고정하기에 앞서 골절 부위가 외상을 통해 흙 등으로 오염되어 있는지를 확인해야 한다. 오염되었을 경우 물통의 물이나 인근 계곡물로 상처를 씻어내고 소독약을 바른 뒤 부목을 대서 뼈를 고정하도록 한다. 상처를 씻어내지 않는다면 그 부위로 세균이 침입해 골수염으로 발전할 가능성이 있기 때문이다.

　　부목을 댈 때는 부러진 위치에 따라 안정적으로 고정시켜야 한다. 대퇴골은 무릎에서 허리까지, 종아리는 발목과 무릎을, 무릎은 발목과 허벅지 윗부분까지 고정한다. 부목이 없다면 스틱, 텐트의 폴, 단단한 나뭇가지 등 길고 단단한 것으로 고정한다.

　　위의 경우는 상처 부위를 씻은 뒤 고정하는 것만으로도 응급 처치가 끝나지만 척추가 골절됐다면 손을 쓸 수도 없다. 척추 내의 중추 신경계인 척수는 신체의 각 부위에 퍼져 있는 신경의 다발이기 때문에 신체의 여러 부분이 타격을 입는다. 척추에 압박 골절이 일어나면 대개 뒤쪽으로 뼈가 돌출되고 척수 신경이 압박되어 신경 마비를 일으킨다. 경추를 다치면 손발을 사용할 수 없게 되고 흉추를 다치면 다리를 사용할 수 없게 되어 등산이 영영 불가능해진다.

척추 골절이 의심될 때는 환자를 앉히거나 세우지 말고 길게 눕힌다. 움직임을 최소화한 상태에서 환자를 안정시킨 다음 신속히 구조를 요청해서 병원으로 이송한다.

골절 부위에 외상이 없는 경우를 폐쇄 골절이라고 하며 이때는 감염의 위험이 낮은 편이다. 그러나 골절된 뼈의 끝이 피부를 뚫고 나오는 개방 골절의 경우는 노출된 뼈 조직에 오염 물질이 침투할 수 있으므로 세균 감염의 위험성이 매우 높아진다.

제대로 알고 등산하기

- 골절 부위가 오염되어 있는지를 확인하고 물로 씻어낸 뒤 소독약을 바르고 부목을 댄다.
- 대퇴골은 무릎에서 허리까지, 종아리는 발목과 무릎, 무릎은 발목과 허벅지 윗부분까지 고정한다.
- 부목이 없다면 스틱, 텐트의 폴, 단단한 나뭇가지 등 길고 단단한 물체를 활용한다.
- 척추 골절이 의심될 때에는 환자를 길게 눕힌 뒤 안정시키고 신속히 구조 요청을 한다.

어깨가 빠졌을 때

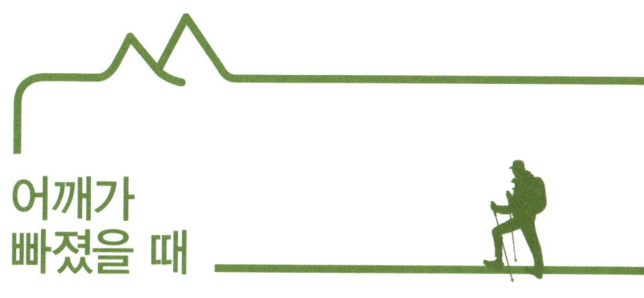

무거운 배낭을 맨 채 장시간 등산을 하다가 일어날 수 있는 사고가 바로 '탈구'이다. 이를 흔히 '어깨가 빠졌다'라고 하는데, 관절을 감싸고 있는 막이 찢어져서 뼈의 한쪽 끝이 제자리에서 튀어나와 다른 위치에 놓인 상태를 말한다. 탈구는 한 번 일어났을 때 제대로 치료하지 않으면 관절 변형이 일어나거나 인대가 늘어나 습관성이 되기 쉽다. 탈구가 일어났다면 삼각건으로 팔을 고정시킨 후 붕대로 팔 윗부분과 몸을 연결하듯이 말아 고정하여 흔들리지 않게 한다.

제대로 알고 등산하기

- 탈구가 일어나면 삼각건으로 팔을 고정시키고 팔 윗부분과 몸을 연결하듯이 붕대로 말아 고정한다.

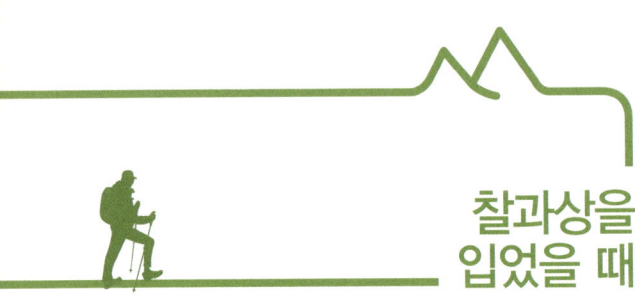

찰과상을 입었을 때

산길에는 바위나 돌, 자갈이 많다. 등산 중 넘어졌을 경우 산길의 거친 지면에 피부가 쓸려 피부 표면이 벗겨지는데 이를 찰과상이라 한다. 대수롭지 않은 상처라고 소홀히 하면 2차 감염이 생기거나 상처가 남을 수 있으므로 초기에 잘 치료하는 게 좋다.

먼저 찰과상을 입으면 나뭇가지나 풀잎, 작은 돌 등과 같은 이물질을 통해 세균이 상처에 침입할 수 있으므로 먼저 물통의 물이나 인근 계곡물 등을 이용해서 환부를 잘 닦아주고 소독약을 바른 뒤 깨끗한 거즈와 천 등으로 감싸준다.

제대로 알고 등산하기

- 찰과상을 입었을 때에는 상처 부위를 물 등으로 씻어낸 뒤 소독약을 바르고 깨끗한 거즈와 천 등으로 감싼다.

경련이 일어났을 때

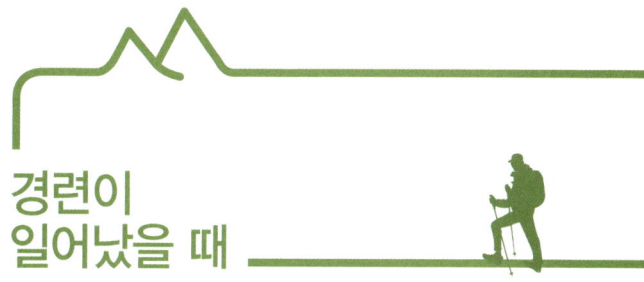

경련은 평소 별 운동을 하지 않다가 급작스럽게 등산을 한 사람이나 중·노년층 등에게 흔한 증상이다. 땀과 함께 방출되는 칼슘·마그네슘 등의 손실은 근육의 피로를 유발시켜 다리에 쥐가 나는 등 근육 경직 현상을 초래한다. 땀을 많이 흘리고 휴식을 오랫동안 취할 때에도 체온이 급격히 떨어지고 근육이 차가워지면서 혈액의 흐름이 불안정해져 경련이 일어난다. 따라서 등산 중 힘들더라도 바닥에 풀썩 주저앉아 쉬는 것보다는 잠시 나무에 기대는 식으로 잠깐씩 자주 휴식을 취하는 편이 좋다.

경련이 일어났을 때는 신발, 양말, 허리띠를 벗기거나 풀어서 경련이 일어난 부위를 느슨하게 한다. 땀에 젖은 옷은 갈아입고 여분의 옷을 덧입어 차가워진 근육을 따뜻하게 해주고 스포츠 드링크 같은 이온 음료로 수분을 충분히 섭취한다. 땀과 함께 방출된 칼슘·비타민·마그네슘을 보충하는 데 도움이 되는 과일 등을 먹는 것도 좋다. 경련이 잦아들면 경련이 일어난 부위를 중심으로 마사지해주고 스트레칭해서 근육을 이완시킨다.

제대로 알고 등산하기

- 경련을 예방하려면 무리한 산행은 삼가고 나무에 기대는 식으로 잠깐씩 자주 휴식한다.
- 경련이 일어난 부위를 느슨하게 한 뒤 여분의 옷을 입는 등 조치를 취하여 근육을 따뜻하게 해준다. 이온 음료 등의 수분이나 과일을 섭취하는 것도 도움이 된다.
- 경련이 잦아들면 그 부위를 중심으로 마사지해주고 스트레칭해서 근육을 이완시킨다.

화상을 입거나 벼락을 맞았을 때

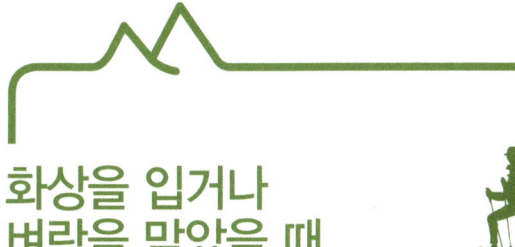

　등산 중에는 버너 등의 화기를 잘못 다루거나 산불을 만나 화상을 입을 수 있다. 화상을 입었을 때는 무엇보다 먼저 환부를 식혀야 한다. 물통의 물, 인근의 계곡물, 찬 음료수 등 주위의 차가운 것을 모두 동원하여 환부를 차갑게 만들어 급성 염증의 발생을 억제하는 것이 우선이다.
　가벼운 화상이라면 이것만으로도 치료가 되지만 정도가 심하다면 수포가 형성되고 궤양이 일어날 수 있다. 이 경우 깨끗한 거즈, 천으로 환부를 감싼 뒤 가능하면 빨리 병원으로 향하도록 한다.
　큰 화상을 입었을 때는 환부를 감싸고 있는 옷을 찢어서 벌린다. 옷이 환부에 달라붙어 있는 경우에는 무리하게 떼어내지 말고 그대로 환부에 찬물을 부어 식힌다.
　벼락을 맞으면 즉사하기 쉬운데 만약 벼락을 맞아 정신을 잃은 사람이 있다면 호흡과 맥박을 확인한다. 약하게나마 호흡과 맥박이 잡힌다면 응급 처치를 하고 119를 부른다.

제대로 알고 등산하기

- 화상을 입은 경우 먼저 차가운 물이나 얼음 등 주변의 차가운 것을 모두 동원하여 환부를 식히고, 깨끗한 거즈, 천으로 환부를 감싼 뒤 가능하면 빨리 병원에 가서 치료를 받는다.
- 화상의 정도가 심할 경우 환부를 감싸고 있는 옷을 찢어서 벌린다. 환부에 옷이 달라붙어 있는 경우 무리하게 떼어내지 말고 그대로 환부에 찬물을 부어 식힌다.
- 벼락을 맞았을 때 의식이 있다면 호흡과 맥박을 확인한 후 필요시 응급처치를 실시한다.

뙤약볕에 피부가 그을리고 건조해졌을 때

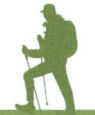

　　　　　　직접적인 화상과 달리 오랜 산행 중 햇빛에 의해 생긴 화상은 서서히 진행되는 특징을 가진다. 처음에는 환부가 서서히 붉어지다가 부어오르고 물집이 생긴다. 이때는 차가운 수건을 대어 급성의 염증과 통증을 가라앉힌다. 물집이 심할 경우 병원을 찾아 전문적인 치료를 받도록 한다.

　자외선 차단제를 많이 바를수록 자외선 차단 효과는 좋지만 피부 트러블이 생기기도 쉬우므로 등산을 다녀온 뒤에는 세안에 신경을 쓰도록 한다. 땀이나 물에 지워지지 않는 워터프루프 타입의 자외선 차단제를 사용했다면 오일 성분을 제거하는 유성 클렌징과 일반 거품 클렌징으로 이중 세안을 하도록 하고, 일주일에 한두 번 스팀 타월로 모공을 열어 세안한 뒤 찬물로 마무리한다. 세안 후에는 마른 수건으로 피부를 세게 문지르지 말고 가볍게 두드리는 정도로만 물기를 없앤다.

같은 횟수로 녹차, 알로에, 오이 등 진정·미백·보습 효과가 있는 천연 팩을 하는 것도 좋은 방법이다.

기온의 변화가 심하고 바람이 많이 부는 산에서는 피부 건조증에 걸리기도 쉽다. 수시로 글리세린 보습제, 핸드 크림을 바르고 물을 충분히 마셔 피부 건조증을 예방한다. 산행을 마치고 돌아와서도 피부에 보습 크림을 정기적으로 발라 수분을 공급해준다.

때를 미는 목욕보다는 가벼운 샤워를 하는 게 좋다. 피부를 자주 문지르거나 때를 밀면 피부를 보호하는 각질을 파괴해 피부가 마르고 갈라져 피부 건조증을 악화시키기 쉽고 피부의 자생력을 떨어뜨리며 피부 노화를 앞당긴다. 목욕 후에는 물기가 남은 상태에서 오일이나 보습 크림을 발라준다.

제대로 알고 등산하기

- 햇볕에 피부가 그을려 붉어지다가 부어오르고 물집이 생겼다면 차가운 수건을 대어 급성 염증과 통증을 가라앉힌다.
- 피부가 건조해지는 것을 막기 위해서는 수시로 글리세린 보습제, 핸드 크림을 바르고 물을 충분히 마신다.